《临床药学监护》丛书

国家卫生健康委医院管理研究所药事管理……
国家医院药事管理质量控……

吴永佩 颜青 高申 总 主编

免疫抑制剂
药物治疗的药学监护

主 编 王建华 罗 莉
副主编 王轶睿
编 者 （按姓氏笔画排序）
　　　　王建华 王轶睿 陈渤松 罗 莉 单慧亭
　　　　孟 岩 袁 圆

人民卫生出版社
·北 京·

图书在版编目（CIP）数据

免疫抑制剂药物治疗的药学监护 / 王建华，罗莉主编 .
—北京：人民卫生出版社，2021.8

（《临床药学监护》丛书）

ISBN 978-7-117-30476-4

Ⅰ.①免… Ⅱ.①王… ②罗… Ⅲ.①免疫抑制剂 - 临床药学
Ⅳ.①R979.5

中国版本图书馆 CIP 数据核字（2020）第 181596 号

人卫智网	www.ipmph.com	医学教育、学术、考试、健康，购书智慧智能综合服务平台
人卫官网	www.pmph.com	人卫官方资讯发布平台

《临床药学监护》丛书

免疫抑制剂药物治疗的药学监护
Mianyi Yizhiji Yaowu Zhiliao de Yaoxue Jianhu

主　　编：王建华　罗　莉
出版发行：人民卫生出版社（中继线 010-59780011）
地　　址：北京市朝阳区潘家园南里 19 号
邮　　编：100021
E - mail：pmph @ pmph.com
购书热线：010-59787592　010-59787584　010-65264830
印　　刷：廊坊一二〇六印刷厂
经　　销：新华书店
开　　本：710×1000　1/16　印张：8
字　　数：135 千字
版　　次：2021 年 8 月第 1 版
印　　次：2021 年 8 月第 1 次印刷
标准书号：ISBN 978-7-117-30476-4
定　　价：36.00 元

打击盗版举报电话：010-59787491　E-mail：WQ @ pmph.com
质量问题联系电话：010-59787234　E-mail：zhiliang @ pmph.com

《临床药学监护》丛书
编 委 会

总 主 编　吴永佩　颜　青　高　申

副总主编　缪丽燕　王长连

编 委 会（以姓氏笔画为序）：

丁　新　卜一珊　万自芬　王建华

卢晓阳　包明晶　冯　欣　齐晓涟

闫峻峰　劳海燕　苏乐群　杜　光

李　妍　李喜西　李智平　杨　敏

杨婉花　张　峻　张　健　张毕奎

陆　进　陆方林　陈　英　林英忠

罗　莉　胡　欣　姜　玲　高红梅

游一中　谢　娟　裘云庆　翟晓文

樊碧发

《临床药学监护》丛书
分 册 目 录

丛 书 序

第二次世界大战后，欧美各国现代经济和制药工业迅速发展，大量新药被开发、生产并应用于临床。随着药品品种和药品临床使用量的增加，不合理用药现象也逐趋加重，严重的药物毒副作用和过敏反应也不断增多，患者用药风险增加。同时，人类面临的疾病负担愈加严峻，慢性病及其他疾病的药物应用问题更加复杂，合理用药成为人类共同关心的重大民生问题。为充分发挥临床药师在药物治疗和药事管理中的专业技术作用，提升药物治疗水平，促进药物安全、有效、经济、适当的合理使用，西方国家于20世纪中叶前后在高等医药院校设置6年制临床药学专业 Pharm. D. 课程教育，培养临床型药学专业技术人才。同期，在医院建设临床药师制度，建立药师与医师、护士合作共同参加临床药物治疗，共同为患者临床药物治疗负责，共同防范医疗风险，提高医疗工作质量，保障患者健康的优良工作模式，这在西方国家已成为临床药物治疗常规，并得到社会和医药护理学界的共识。

1997年我们受卫生部委托起草《医疗机构药事管理暂行规定》，经对国内外医院药学技术服务情况调研分析，提出了我国"医院药学部门工作应该转型""药师观念与职责必须转变"和医院药学专业技术服务扩展发展方向，并向卫生部和教育部提出三点具体建议：一是高等医药院校设置临床药学专业教学，培养临床应用型药学专业技术人才；二是在医院建立临床药师制，药师要直接参与临床药物治疗，促进合理用药；三是为提高成品输液质量、保障患者用药安全和保护护理人员免受职业暴露，建议对静脉输液实行由药学部门管理、药学人员负责的集中统一调配与供应模式。卫生部接受了此建议，在2002年1月卫生部公布《医疗机构药事管理暂行规定》，首次规定要在医院"逐步建立临床药师制"。为此，在2005年和2007年卫生部先后启动"临床药师培训基地"和"临床药师制"建设两项试点工作，并于2009年和2010年作了总结，取得了很大的成功，目前临床药师岗位培训制度和临床药师制建设已日趋规范化和常态化。随着临床药学学科的发展和临床药师制体系建设的深化,临床药师队伍迅速成长,专业技术作用逐渐明显,但临床药师普遍深感临床药学专业系统知识的不足,临床用药实践技能的不足。为提升临床药师参加临床药物治疗工作的药学监护能力,我们邀请临床药学专家和临床药师以及临床医学专家共同编写了《临床药学监护》丛书。本丛书将临床药物治疗学理论与药物治疗监护实践相结合,反映各分册临床疾病药物治疗的最新进展,以帮助临床药师在药物治疗实践活动中实施药学监护措施,提升运用临床药学专业知识解决临床用药中实际问题的能力。本丛书主要内容为依据不同疾病的药物治疗方案,设计药学监护措施,明确药学监护重点:对药物治疗方案的评价与正确实施;遴选药品的适宜性和随着疾病治疗的进展调整药物治疗意见;对药物治疗效果的评价;监测与杜绝用药错误;监测与防范药品不良反应;对患者进行用药教育等。

《临床药学监护》丛书的编写与出版,体现了国内外临床药物治疗学和临床实践活动最新发展趋势,反映了国际上临床药学领域的新的药学监护技术。本丛书可满足广大医疗机构药师学习、实践工作的需要,也可作为医疗机构医护人员和高等医药院校学员的参考用书,但撰写一部系统的《临床药学监护》丛书我们尚缺乏经验,不足之处在所难免,希望临床药师和广大读者批评指正,为再版的修订与完善提供条件。

我们衷心感谢为本丛书编写和出版付出辛勤劳动的专家、临床药师和相关人员并向其致以崇高的敬意!

吴永佩 颜 青 高 申
2018 年 3 月

前　言

自20世纪80年代至今，中国提出临床药学建设已四十余年。如今，我国已经构建了较为成熟的临床药学教育体系，形成了临床药学学术与实践同步发展的局面。此外，支撑临床药学发展的技术也有了突飞猛进的进步，这些都为临床药学服务实践提供了有力的支持。

临床药学是以促进临床合理用药为目的，以研究和指导合理用药为核心，重点研究药物临床合理应用方法的综合性应用技术学科。它是沟通临床医学和药学的重要桥梁，以系统的药学知识直接服务于临床，为患者提供优质的药学服务，评估药物治疗效果与临床风险，达到合理的个体化用药的目的。

器官移植以及自身免疫病的治疗用药品种较多，治疗实施相对复杂，而全程个体化的药物治疗方案，特别是免疫抑制治疗方案，对于促进移植物、移植受者的长期存活以及改善自身免疫病患者的生活质量至关重要。针对这些使用免疫抑制剂的患者，临床药师需在药学查房、会诊、疑难病例讨论、治疗方案拟定、药学监护计划的提出与实施、用药风险评估、患者用药教育等具体药学实践中寻找一种规范、合理的并与自身所在医疗机构情况相适应的临床药学工作模式。

目前免疫抑制剂广泛应用于临床，除应用于各类实体器官移植外，更多应用于各类自身免疫病。此类药物已有五十余年的临床应用经验。就现状而言，日常使用的免疫抑制剂在选择性、协同性和特异性3个方面均能达到较为满意的临床效果。但人体免疫系统和免疫机制的复杂性及免疫抑制剂固有的药物特性决定了在患者使用过程中，非常有必要对患者进行严密的药学监护和用药评价，以最大限度地减少药物不良反应、降低器官损害风险。因此，在用药前充分评估患者状况，在用药过程中实施合理的药学监护是保证患者用药安全的重要步骤。

　　本书以临床诊疗指南或规范为主要参考资料,辅以临床药物治疗学的相关基本原则,以临床医学和临床药学思维为导向,结合临床药师工作的专业特点,强调了药学监护的规范性和实用性。书中首先综述了免疫抑制剂的临床应用现状和最新研究进展,对此类药物的药学特点和药物治疗原则进行了系统阐述,同时对各类疾病的免疫抑制剂临床应用特点和药学监护进行了重点分析与讨论,并分析了免疫抑制剂的基因多态性检测和血药浓度监测的意义、方法以及对个体化治疗的指导意义。本书逐一介绍各类疾病中免疫抑制剂的用药原则及开展药学监护的内容、步骤与方法,具有较强的临床指导意义。期望本书对临床药师的实际工作有所帮助,拓宽临床药师的工作思路,提高临床药师的药物治疗水平与实践能力。

　　本书的编写旨在阐述临床药师如何在疾病种类不同的前提下对免疫抑制剂的药物治疗进行相应的药学监护,为临床药师的工作提供一些有益的借鉴,但因编者水平有限,缺乏足够的临床经验,编写难免有疏漏,望广大读者批评指正,不吝赐教!

编　者

2021 年 4 月

目　　录

第一章 总 论

第一节 免疫抑制剂的定义及研发历史

一、免疫抑制剂的定义

免疫抑制剂是近几十年来在肿瘤化疗、器官移植、免疫病理学和临床免疫学等多学科研究的基础上发展起来的新的药物类别,是在治疗剂量下可产生明显的免疫抑制效应的一类药物。这类药物可作用于免疫反应过程的不同环节,抑制免疫细胞的发育分化、抑制抗原提呈关键过程、抑制淋巴细胞对抗原的识别、抑制活化 T 淋巴细胞或 B 淋巴细胞增殖和抑制淋巴细胞效应等。

免疫抑制剂是指对机体的免疫反应具有抑制作用的药物,其能抑制与免疫反应有关细胞(T 淋巴细胞和 B 淋巴细胞等)的增殖和功能,用以降低抗体免疫反应,并诱导产生免疫耐受。免疫抑制剂主要用于器官移植抗排斥反应和自身免疫病如类风湿关节炎、系统性红斑狼疮、慢性肾小球肾炎、再生障碍性贫血等。免疫抑制剂一定要遵循 3 个原则:选择性,即药物选择性地作用于 T 淋巴细胞和 / 或 B 淋巴细胞;协同性,即不同药物可作用于免疫反应的不同环节,也可作用于同一环节,但均达到协同作用,使联合用药既可以减少用药剂量和药物不良反应风险,又能达到临床满意的免疫抑制效果;特异性,即使用免疫抑制剂的最终目的是诱导受体产生特异性的免疫耐受,而不是对受体的全面免疫抑制。

为评估免疫抑制剂的临床应用效果与风险,免疫制剂效率指数(immunosuppressive efficacy index, ISE)可用于评价某免疫抑制剂的特异性,它是指某药物对 T 淋巴细胞和 B 淋巴细胞的抑制强度与对非特异性免疫细胞的抑制强度的比值,公式如下:

$$ISE=IC_{50}NR/IC_{50}AI$$

式中，NR 为非特异性免疫应答细胞（non-specific immune response cell）；AI 为获得性免疫应答细胞（adaptive immune response cell）。即某药物使 50% 的非特异性淋巴细胞失活所用的药物剂量（$IC_{50}NR$）与其使 50% 的 T 淋巴细胞和 B 淋巴细胞失活所用的药物剂量（$IC_{50}AI$）之比。也就是说，某药物对非特异性淋巴细胞的抑制强度是某药物使 50% 非特异性淋巴细胞失活所用药物剂量的倒数。该值越低，说明该药物对免疫细胞的选择性越低、特异性越差。

二、免疫抑制剂的发展历程

20 世纪 50 年代，器官移植后只能用全身 X 射线照射防治急性排斥反应，疗效甚微，患者的死亡率极高，移植器官难以成活。20 世纪 60 年代，免疫抑制剂主要是硫唑嘌呤，人们应用于抗排斥反应的药物主要有甲氨蝶呤（MTX）、环磷酰胺（CTX）和硫嘌呤，排斥时则给予泼尼松。这一阶段长达数十年，人们利用硫唑嘌呤和泼尼松不加选择地抑制所有分化的细胞，应用于器官移植动物，延缓了移植物的排斥反应，并在 1962 年成功应用于人类肾移植。至此，硫唑嘌呤联合泼尼松成为常规的免疫抑制治疗方案，但也因药物的毒副作用，治疗的失败率较高。随着新药研发的不断深入，20 世纪 80 年代，环孢素的产生和应用使移植器官的 1 年存活率显著提高，超过了 80%；同时，免疫抑制剂的良好效果、糖皮质激素应用剂量的减少和外科手术及医疗护理的改进使器官移植患者的死亡率明显下降，泼尼松、环孢素和硫唑嘌呤三联免疫抑制方案的应用最为广泛。与此同时，多克隆抗体——抗淋巴细胞球蛋白（antilymphocyte globulin，ALG）和抗胸腺细胞球蛋白（antithymocyte globulin，ATG）也应用于免疫诱导和治疗排斥反应。

他克莫司和吗替麦考酚酯的出现是免疫抑制剂的又一重要进展。他克莫司首先应用于肝移植，后又用于肾移植，它和环孢素作用相近，与环孢素相比，使用他克莫司后患者生存率及移植物的成活率相当，但具有用药剂量更小、肾毒性更低的优点。吗替麦考酚酯则是公认的比硫唑嘌呤更为优秀的免疫抑制剂，它与环孢素（或他克莫司）和糖皮质激素联用能有效减少急性排斥反应的发生，而此后的 2 种单克隆抗体——巴利昔单抗（basiliximab）及抗 Tac 单抗（daclizumab）应用于肾移植，同样能减少急性排斥反应的发生。

随着制药工业的不断发展，第三代免疫抑制剂不断问世，如西罗莫司、咪唑立宾、来氟米特等广泛应用于器官移植和自身免疫病。

在自身免疫病的治疗中,糖皮质激素和免疫抑制剂占有重要的治疗地位。在各类风湿免疫疾病中,糖皮质激素、环磷酰胺、甲氨蝶呤、硫唑嘌呤、环孢素、他克莫司、吗替麦考酚酯等药物作为一线或二线治疗用药广泛应用于临床。同样,在慢性肾小球疾病中,依据其病理类型的不同,糖皮质激素和钙调磷酸酶抑制药(CNI)(环孢素或他克莫司)是治疗此类疾病的中坚力量。除此之外,某些皮肤疾病、眼科疾病、血液疾病和变态反应性疾病均使用糖皮质激素或免疫抑制剂,用以控制疾病进展、改善患者的生活质量。

三、新型免疫抑制剂的研发

1. 贝拉西普(belatacept)是一个正在进行替代钙调磷酸酶抑制药(calcineurin inhibitor, CNI)临床研究的药物。贝拉西普是一种选择性 T 淋巴细胞共刺激阻断剂,于 2011 年 6 月由美国食品药品管理局(FDA)批准用于预防成年肾移植患者的急性排斥反应。其作用机制是与抗原提呈细胞上的 CD80 和 CD86 结合,从而阻断 CD28 介导的 T 淋巴细胞共刺激信号传递,抑制 T 淋巴细胞活化。其常见的严重不良反应有器官移植后淋巴细胞增生性疾病(PTLD,主要发生在中枢神经系统)和其他恶性肿瘤(如早幼粒细胞白血病,PML)以及严重感染,包括多瘤病毒相关性肾病等。

2. 利妥昔单抗(rituximab)是一种针对 B 淋巴细胞表面标志物 CD20 的抗体,能够通过补体依赖的细胞毒性清除 B 淋巴细胞。越来越多的证据显示,供者特异性抗体(donor-specific antibody, DSA)介导的排斥反应才是移植物失功的主要原因。Terasaki 等证实,对 2 278 例肾移植受者随访 6 个月,有 20.9% 的病例产生人类白细胞抗原(human leucocyte antigen, HLA)抗体,其中 6.6% 的受者移植 1 年后移植肾功能丧失,而无抗体组的移植物功能丧失率仅为 3.3%(P=0.000 7)。因此,为控制抗体介导的排斥反应(antibody-mediated rejection, AMR),出现了针对 B 淋巴细胞和补体等多个环节的免疫抑制剂——利妥昔单抗。除作为抗 AMR 的治疗药物外,利妥昔单抗还被用于致敏患者和 ABO 血型不相容的肾移植患者。在 ABO 血型不相容的肾移植患者中应用利妥昔单抗可以取得和脾切除术同样的效果,而在致敏肾移植受者中可以降低 AMR 的发生率。但在非致敏受者中,应用利妥昔单抗诱导并没能改进移植物的存活情况、减少排斥反应的发生,其主要不良反应包括白细胞降低,但感染的发生率并未增加。

3. 依库珠单抗(eculizumab)是一种人源单克隆抗体,作用于补体蛋白

C5，称为终末补体抑制剂。它能够阻止补体膜攻击 C5b-9 复合物，抑制抗体依赖细胞介导的细胞毒作用。Stegall 等报道了使用依库珠单抗抑制补体并联合其他脱敏疗法预防致敏患者肾移植术后的 AMR 情况。结果表明，术后 3 个月依库珠单抗组的 AMR 发生率为 7.7%，而对照组为 41.2%（P=0.003 1），同时依库珠单抗组也明显降低了移植受者的 DSA 水平。1 年程序性活检显示，移植物肾小球病的发生率也明显降低（6.7%：35.7%，P=0.044）。有关依库珠单抗的预防和治疗肾移植术后 AMR 的多项临床对照试验也正在进行中。

4. CD19 是细胞表面的膜抗原，其表达较 CD20 更为广泛，存在于从祖 B 淋巴细胞到早期浆细胞表面的所有 B 淋巴细胞系成员细胞膜上。与抗 CD20 单抗不同，抗 CD19 单抗除通过清除成熟的 B 淋巴细胞而减少自身免疫性 T 淋巴细胞的激活外，还能够在 B 淋巴细胞早期发育阶段清除自身免疫性 B 淋巴细胞克隆的产生，重置 B 淋巴细胞发育过程，从而减弱自身免疫。这些抗 CD19 制剂包括 blinatumomab 和 MEDI-551。以 CD19 为靶点的免疫治疗能治疗各种前 B 淋巴细胞和浆母细胞相关的恶性肿瘤以及移植后体液性排斥反应。

5. 硼替佐米（bortezomib）是一种蛋白酶体抑制剂，能与 26S 蛋白酶体的催化部位结合，抑制其分解蛋白功能。移植后出现的 AMR 对常规治疗反应性有限，由于硼替佐米对成熟的浆细胞有明显的抑制作用，可防止 DSA 的产生，缓解 AMR。匹兹堡大学的 Nigos 等报道了 6 例应用硼替佐米治疗严重 AMR 的研究，发现患者治疗后的 DSA 水平显著下降，其中 4 例有良好的疗效，中位随访时间为 14 个月，肾功能保持稳定。也有人认为只有早期（术后 6 个月内）诊断的 AMR 患者应用硼替佐米才能达到最佳效果，而对于晚期 AMR 患者应用硼替佐米效果不佳，可能是因为后者的骨髓中已有长期存活的浆细胞。硼替佐米的疗效仍有待大样本量深入研究。

四、免疫抑制剂的市场情况

经过多年的临床研究与实践，免疫抑制剂已成为器官移植预防与治疗排斥反应和自身免疫病治疗的首选方案，《国家基本药物目录（2018 年版）》已列入雷公藤多苷、硫唑嘌呤、环孢素、吗替麦考酚酯、环磷酰胺等药物。在《国家基本医疗保险、工伤保险和生育保险药品目录（2020 年）》中，均已将常用的免疫抑制剂纳入医保范畴，见表 1-1。

表 1-1 常用的免疫抑制剂与医保分类

通用名	剂型	医保类型
吗替麦考酚酯	口服常释剂型 / 口服液体剂	医保乙类
麦考酚钠	口服常释剂型	医保乙类
来氟米特	口服常释剂型	医保乙类
西罗莫司	口服常释剂型 / 口服液体剂	医保乙类
抗人 T 淋巴细胞兔免疫球蛋白	注射剂	医保乙类
兔抗人胸腺细胞免疫球蛋白	注射剂	医保乙类
抗人 T 细胞猪免疫球蛋白	注射剂	医保乙类
巴利昔单抗	注射剂	医保乙类
环孢素	口服常释剂型 / 口服液体剂 / 注射剂	医保甲类
他克莫司	口服常释剂型 / 缓释控释剂型	医保乙类
硫唑嘌呤	口服常释剂型	医保甲类
咪唑立宾	口服常释剂型	医保乙类

2017 年 12 月 29 日，国家食品药品监督管理总局药品审评中心正式发布《中国上市药品目录集》，其中可查到相关免疫抑制剂的上市情况，见表 1-2。

表 1-2 常用免疫抑制剂的上市情况

通用名	规格	上市许可持有人
吗替麦考酚酯胶囊	0.25g	Roche Registration Ltd.
	0.25g	国产
西罗莫司片	0.5mg	Wyeth Pharmaceuticals Inc.
	1.0mg	Pfizer Pharmaceuticals Limited
环孢素软胶囊	100mg/10mg/25mg	Novartis Pharma Schweiz AG
	25mg/50mg	杭州中美华东制药有限公司
他克莫司胶囊	1.0mg/0.5mg	Astellas Pharma Co. Limited
硫唑嘌呤片	50mg	Aspen Pharmacare Australia Pty Ltd

第二节 常用免疫抑制剂的分类及药理作用

免疫抑制剂主要的分类有：糖皮质激素、钙调磷酸酶抑制药类、哺乳动物雷帕霉素靶蛋白抑制剂、抗增殖和抗代谢药物、烷化剂新型生物制剂和植物制剂等。

1. 糖皮质激素主要通过阻断细胞因子基因的表达发挥免疫抑制作用，即阻断 T 淋巴细胞和抗原提呈细胞引发的细胞因子和细胞因子受体的基因表达，同时糖皮质激素可抑制 IL-1、IL-2、IL-3、IL-6、INF-α 和 γ 干扰素的基因表达，抑制 T 淋巴细胞活化的各个阶段。此外，糖皮质激素会抑制淋巴细胞的移动，促进淋巴细胞的再分布，同时抑制趋化因子、促渗透因子、血管扩张因子的合成、释放和激活，从而起到非特异性免疫抑制作用。

2. 钙调磷酸酶抑制药包括环孢素和他克莫司。环孢素与胞质内的环啡啉结合，他克莫司与他克莫司结合蛋白结合，两者均能抑制钙调磷酸酶介导的调节因子去磷酸化，特异性地抑制辅助性 T 淋巴细胞和 B 淋巴细胞的活性，还能选择性地抑制 T 淋巴细胞所分泌的 IL-2 和 γ 干扰素，亦能抑制单核巨噬细胞分泌的 IL-1。总之，钙调磷酸酶抑制药能有效抑制大量细胞因子的产生，并抑制淋巴细胞的增殖，发挥其免疫抑制作用。

3. 哺乳动物雷帕霉素靶蛋白抑制剂（mTORi）主要指西罗莫司（雷帕霉素），该药物同样与他克莫司结合蛋白结合，但作用于雷帕霉素靶蛋白（mTOR），通过抑制蛋白质丝氨酸/苏氨酸激酶的活性，影响核糖体功能，从而抑制蛋白质合成，阻止 T 淋巴细胞的 G_1—S 期过渡，对 G_0 期 B 淋巴细胞也有抑制作用，通过阻止细胞因子介导的 T 淋巴细胞和 B 淋巴细胞的活化、增殖，从而达到抑制免疫的目的。与环孢素、他克莫司比较，本药不仅可抑制 Ca^{2+} 依赖性 T 淋巴细胞和 B 淋巴细胞的活化，也可抑制 Ca^{2+} 非依赖性 T 淋巴细胞和 B 淋巴细胞的活化，还可抑制金黄色葡萄球菌引起的 B 淋巴细胞免疫球蛋白的合成及淋巴因子激活的杀伤细胞（LAK cell）、自然杀伤细胞（NK cell）和抗体依赖细胞介导的细胞毒作用，故可治疗和逆转发展中的急性排斥反应。同时，本药可抑制生长因子（GF）导致的成纤维细胞、内皮细胞、肝细胞和平滑肌细胞的增殖，对预防慢性排斥反应也有效。

4. 来氟米特为具有抗增殖活性的异噁唑类免疫抑制剂，其作用机制主要为通过其体内代谢产物抑制二氢乳清酸脱氢酶的活性，从而影响活化淋巴细胞的嘧啶合成。

5. 抗增殖和抗代谢药物主要包括吗替麦考酚酯、硫唑嘌呤和甲氨蝶呤。吗替麦考酚酯在体内可迅速水解为霉酚酸（MPA）而发挥作用，MPA对淋巴细胞具有高度选择性，抑制次黄嘌呤单核苷酸脱氢酶的活性，从而抑制鸟苷酸的合成，进而抑制淋巴细胞的生成及增殖，并抑制B淋巴细胞形成抗体，从而有效抑制抗体对移植物的排斥作用。硫唑嘌呤系巯嘌呤（6-MP）的衍生物，在体内分解为巯嘌呤而起作用。其免疫抑制的作用机制与巯嘌呤相同，即具有嘌呤拮抗作用。由于免疫活性细胞在抗原刺激后的增殖期需要嘌呤类物质，此时给予嘌呤拮抗药即能抑制DNA的合成，抑制淋巴细胞的增殖，产生免疫抑制作用。本药的免疫抑制作用主要作用于S期，对其他期亦有抑制作用。此外，本药能直接作用于B淋巴细胞，抑制其功能，并且耗竭T淋巴细胞，并减少系统性红斑狼疮患者的免疫复合物在肾脏的沉积。同时，本药在免疫反应的后期可阻止淋巴细胞释放巨噬细胞活化因子而抑制局部组织的炎症反应，故也具有抗炎活性。甲氨蝶呤是一种抗代谢类抗肿瘤药，属细胞周期特异性药物，主要作用于S期。由于四氢叶酸是在体内合成嘌呤核苷酸和嘧啶核苷酸的重要辅酶，本药作为一种二氢叶酸还原酶抑制剂，主要抑制二氢叶酸还原酶而使二氢叶酸不能被还原成具有生理活性的四氢叶酸，从而使嘌呤核苷酸和嘧啶核苷酸的生物合成过程中一碳基团的转移受阻，导致DNA的生物合成受到明显抑制。此外，本药也可抑制胸苷酸合成酶，但抑制RNA与蛋白质合成的作用较弱。本药通过抑制细胞增殖以及对组胺等炎症介质的反应，而具有很强的抗炎作用。

6. 环磷酰胺属于烷化剂，可作为免疫抑制剂。本药可抑制细胞增殖，非特异性地杀伤抗原敏感性小淋巴细胞，限制其转化为免疫母细胞。本药对受抗原刺激进入分裂期的B淋巴细胞和T淋巴细胞有相等的作用，因此对体液免疫和细胞免疫均有抑制作用，还具有直接的抗炎作用。

7. 新型生物制剂包括抗淋巴细胞球蛋白（ALG）、抗胸腺细胞球蛋白（ATG）、抗CD25单抗（巴利昔单抗）和抗Tac单抗。抗淋巴细胞球蛋白为强免疫抑制剂，可对抗人T淋巴细胞，抑制细胞介导免疫。免疫抑制作用的主要机制包括直接的淋巴细胞毒性、将T细胞通过补体依赖性溶解清除、通过单核吞噬细胞系统破坏和抑制免疫应答反应中的酶链以灭活细胞。抗胸腺细胞球蛋白为T淋巴细胞选择性免疫抑制剂，其主要作用机制为使淋巴细胞衰竭，脏器移植排斥反应时，大多数T淋巴细胞表面的活性物质可被抗胸腺细胞球蛋白识别,并通过补体依赖性溶解途径以及由单核细胞和巨噬细胞作用形成的 Fc 依赖性调理素机制将 T 淋巴细胞从循环中清除;抗胸腺细胞球蛋白在衰竭 T 淋巴细胞作用的基础上,可激发其他引起免疫抑制活性的淋巴细胞功能。抗 Tac 单抗为一种基因工程人源化 IgG1 单克隆抗体,与白细胞介素 -2(IL-2)受体的 Tac 亚型有高亲和力,可阻止 IL-2 与其受体结合,抑制 IL-2 介导的淋巴细胞活化,可抑制细胞免疫、预防器官移植后急性排斥反应。巴利昔单抗为人鼠嵌合单克隆抗体(IgGIK),能定向拮抗白细胞介素 -2(IL-2)的受体 α 链(CD25 抗原),CD25 抗原在抗原的激发反应中表达于 T 淋巴细胞表面。激活的 T 淋巴细胞对 IL-2 受体具极高的亲和力,本药通过特异性结合激活的 T 淋巴细胞上的 CD25 抗原,从而阻断 T 淋巴细胞与 IL-2 结合,亦即阻断 T 淋巴细胞增殖,发挥免疫抑制作用。

8. 雷公藤多苷为免疫抑制剂,是从卫矛科植物雷公藤(*Tripterygium wilfordii* Hook. f.)的去皮根部提取的总苷。体外试验表明,本药具有较强的抗炎作用和免疫抑制作用,具体的药理作用如下:

(1)抗炎作用:本药对多种关节疾病均有不同程度的抗炎、止痛和部分消肿作用,其抗炎作用可能通过增强肾上腺皮质功能和抑制炎症细胞分泌前列腺素 E_2(PGE_2)而实现。

(2)体液免疫:本药对体液免疫呈多克隆抑制,能抑制巨噬细胞的吞噬作用。

(3)细胞免疫抑制作用。

第三节　免疫抑制剂的安全性

免疫抑制剂已有五十余年的临床应用经验。相对而言,目前常用的免疫抑制剂在选择性、协同性和特异性 3 个方面均能达到满意的临床效果。常用的免疫抑制剂包括环孢素、他克莫司、吗替麦考酚酯等药物,不良反应较轻,相关临床指标监测易于进行,但免疫抑制剂固有的药物特性决定了其在使用中应对患者进行严密监护,最大限度地降低药物不良反应及器官损害的风险。在用药过程中,若给药剂量不当或监测不及时,则有可能导致移植物功能丢失、疗效不理想等后果,也可带来药源性疾病如感染、肿瘤、骨髓抑制、肝肾功能损害、高血压、高血脂等,增加患者的住院天数及经济负担。

1. 糖皮质激素主要通过抑制核转录因子的活性发挥免疫抑制作用,表现为减少淋巴细胞产生细胞因子,影响 T 淋巴细胞激活和黏附,在大剂量冲击治疗时还可通过直接作用造成淋巴细胞溶解和凋亡,主要药物不良反应为长期应用后可诱发和加重感染或导致肾上腺皮质功能紊乱。在器官移植和自身免疫病患者中,糖皮质激素常与免疫抑制剂联合用药,产生良好的协同作用。

2. 抗增殖药物的代表药物是硫唑嘌呤,通过抑制免疫器官中的 DNA、RNA 和蛋白质合成,从而抑制淋巴细胞增殖反应,而吗替麦考酚酯、麦考酚钠及咪唑立宾则竞争性地抑制嘌呤合成系统中的肌苷酸至鸟苷酸途径从而抑制核苷酸合成。主要不良反应是骨髓抑制、药物性肝炎、腹泻、机会性感染,用药期间应监测全血细胞计数。其中,咪唑立宾不在肝脏代谢,没有明显的肝毒性,而免疫抑制效果与硫唑嘌呤相近,故用作硫唑嘌呤的替代品。

3. 钙调磷酸酶抑制药的代表药物是环孢素和他克莫司,通过抑制钙调磷酸酶,从而抑制 T 淋巴细胞活化分泌白细胞介素 -2,同时也抑制 T 淋巴细胞的白细胞介素 -2 受体表达,有效抑制 T 淋巴细胞的活化与增殖。不良反应主要表现在心血管、肾脏和中枢神经系统,长期使用也可引起脾脏淋巴细胞减少,造成脾脏萎缩。

4. mTOR 抑制剂主要指西罗莫司,能抑制由抗原及细胞因子白细胞介素 -2、白细胞介素 -4、白细胞介素 -6 诱导的 T 淋巴细胞增殖和脂多糖诱导的 B 淋巴细胞增殖,肾毒性非常低,但有剂量依赖性。不良反应主要有高脂血症、感染、血液系统损害等。

5. 新型生物制剂包括抗淋巴细胞球蛋白(ALG)、抗胸腺细胞球蛋白(ATG)、抗 CD25 单抗(巴利昔单抗)和抗 Tac 单抗,此类药物具有强烈的免疫抑制作用,用药期间有过敏风险。

6. 长期使用上述钙调磷酸酶抑制药防治器官移植后排斥反应,可能会导致高血压、肾毒性以及移植器官慢性化病变,最终导致移植物功能降低直至丧失。因此,在器官移植后免疫抑制剂合理应用方面,研究的主要焦点在于如何制订新的用药方案,或避免使用钙调磷酸酶抑制药和糖皮质激素,以最大限度地降低器官毒性及其他药物不良反应。

在肾移植中,西罗莫司、环孢素和泼尼松的三联免疫抑制方案能良好预防术后急性排斥反应,但副作用的发生率较高,应注意及时调整西罗莫司的用药剂量。除此之外,有研究显示西罗莫司用药后会出现蛋白尿现象,可考虑使用血管紧张素转换酶抑制药(ACEI)或血管紧张素受体阻滞药(ARB)联合他汀类药物,以更好地保护肾脏。低剂量环孢素联合高剂量吗替麦考酚酯的免疫抑制方案可有效预防排斥反应的发生,同时也减少环孢素的相关不良反应。

肝脏作为免疫"特惠"器官,表现出与众不同的移植免疫特性,其排斥反应与其他器官移植后相比较轻,且容易逆转。由于排斥反应所致的肝功能完全失代偿的发生率很低,术后发生移植物抗宿主病也较为罕见。有研究认为,肝癌行肝移植术后应尽可能避免使用环孢素,而使用他克莫司或他克莫司联合西罗莫司的用药方案,对预防术后肿瘤复发有益。

近年来,各类新型免疫抑制剂的不断出现,大大降低了肝肾毒性等副作用,降低高血压、高血脂的发生率,提高患者的移植物存活率和自身免疫病的缓解率,降低死亡率和临床排斥反应的发生率,其已广泛应用于临床。但随着用药时间的不断延长,恶性肿瘤、感染、心血管并发症已成为长期使用免疫抑制剂的患者死亡的主要原因。因此,为提高免疫抑制剂的安全性,仍需有组织地研究适合国人的免疫抑制剂治疗方案,并应用现代分子生物学手段研制和开发新型免疫抑制剂。

第四节 免疫抑制剂药学监护的基本原则

免疫抑制剂品种丰富,临床使用较为广泛,且与其他药物间的相互作用较多,对疗效和药物不良反应的影响较大。因此,对使用免疫抑制剂的临床患者,特别是特殊生理、病理条件和合并用药较多的患者,临床药师应常规进行药学监护。

针对使用免疫抑制剂的患者的药学监护对象不应仅局限于免疫抑制剂本身,而应面对患者整体。药学监护是针对特定患者的全面的、动态的和规范的规程。一般来说,可以分为治疗前评估、治疗中监护以及治疗后随访3个方面。

1. 治疗前评估 对患者进行治疗前评估的目的在于评价患者的病情和基本身体状况,以判断患者是否需要应用免疫抑制剂、能否应用免疫抑制剂、应该使用哪种免疫抑制剂、如何应用免疫抑制剂。

(1)了解患者的疾病诊断,判断是否具有应用免疫抑制剂的临床适应证。同种异体器官移植以及自身免疫病是使用免疫抑制剂的适应证,但在自身免疫病中,选择何种免疫抑制剂进行治疗有时仍需明确患者的疾病病理特点,并结合疾病严重程度判断免疫抑制剂的用药适用性与时机。如肾病综合征,病理特点为 IgA 肾病者,临床常单用糖皮质激素进行治疗,但若病理检查明确为膜性肾病,则需采用糖皮质激素联合 CNI 类免疫抑制剂治疗。此类药物的治疗周期长,治疗花费大,且有发生严重药物不良反应的风险,使用时应明确诊断,严格掌握临床应用适应证,并严密监护患者,切不可随意用药。

(2)了解患者是否具有应用免疫抑制剂的禁忌证。应了解患者的年龄、性别是否适宜使用免疫抑制剂;是否曾有服用免疫抑制剂的过敏史及其他药物不良反应史;是否存在不宜使用某些免疫抑制剂的特殊生理、病理状况,如是否为儿童、是否为孕妇或哺乳期妇女;是否存在严重的器官功能障碍,如肝肾功能不全;是否存在感染、肿瘤风险;是否存在可能与免疫抑制剂发生不良相互作用的合并用药等情况。如有不宜使用免疫抑制剂的情况,还应判断是绝对禁忌证还是相对禁忌证。

(3)如果确定需要以及可以使用免疫抑制剂,则应考虑使用何种免疫抑制剂。此时应比较各类免疫抑制剂品种以及制剂类型的特点,结合患者的疾病特点,确保选择的免疫抑制剂品种、剂型、给药途径对于特定患者而言是最符合"安全、有效、经济"的优化标准的。由于不同的免疫抑制剂在药动学、药效学方面各具特点,特别是在代谢所依赖的不同肝药酶或非酶代谢途径上,应考虑其可能受到患者的遗传多态性及合并用药的影响。

对于器官移植患者,一般选择免疫诱导联合三联免疫抑制方案,如巴利昔单抗免疫诱导,术后给予环孢素(或他克莫司)+ 吗替麦考酚酯 + 糖皮质激素的三联免疫抑制方案。视患者的病情,该方案可酌情采用西罗莫司、麦考酚钠、咪唑立宾替代相应药物,也有采用激素回避或激素撤除方案进行治疗的。对于自身免疫病,常以糖皮质激素作为主干用药,在此基础上,视病理特点酌情联合他克莫司、环孢素、吗替麦考酚酯或咪唑立宾,也有单独使用上述免疫抑制剂作为治疗手段的用药方案。

(4)确定免疫抑制剂的种类后,还应综合考虑患者的病情及选定药品的药理学作用特点制订免疫抑制方案。治疗方案包括给药剂量、频次、疗程和给药途径等。

1)给药剂量和频次:应按照不同的治疗目的选择剂量。钙调磷酸酶抑制药常按体重计算给药剂量,并视患者的治疗情况调整给药剂量与间隔。糖皮质激素的用量常采用逐步减量的方式进行调整,以在保持治疗作用的同时减少对下丘脑 - 垂体 - 肾上腺轴(hypothalamic-pituitary-adrenal axis,HPA)的抑制。

2)疗程:器官移植术后及自身免疫病常需终身服药,但药物种类及剂量需按照用药时间推移不断进行调整,依据定期的疾病评估结果拟定用药方案。

3）给药途径：常口服给药，若情况特殊或病情紧急，也可使用环孢素或他克莫司静脉给药，以达到尽快控制排斥反应的目的。

用药前，需注意使用的药物剂型，如环孢素主要为软胶囊制剂，他克莫司为胶囊制剂，而麦考酚钠为片剂，用药时应仔细阅读药品说明书中的给药说明，严格按照药品说明书上的要求服用药物。

（5）借助基于基因多态性的精准医学。随着人类对于基因组学和遗传学的深入研究，尤其是后基因组时代的开启，越来越多的具有临床意义的基因被定位，更多的具有临床意义的基因多态性被揭示出来。伴随着人类药物基因组学和药物遗传学的飞速发展，药物使用、疗效及安全性评价实现由基于规律总结的"经验医学"模式、基于循证医学的"标准化医学"模式和"分层医学"模式向基于个体基因多态性的"精准医学"模式的跨越，药物治疗迎来"个体化"的时代。

精准医学则是根据人体基因的特征和差异，预先确定患者对某种药物治疗潜在的疗效差异，针对患者个体的特点进行准确治疗。对某种药物疗效预期不好的患者，换用其他敏感药物治疗；对于发生不良反应风险较高的患者，警示医师和患者避免使用此类药物。精准医学是对传统标准化治疗的补充和完善，也是 21 世纪国际医学的发展趋势。精准医学的关键在于精准用药，即根据基因检测结果选择更为合适的药物治疗方案，根据基因类型规避用药风险，在使药品疗效最大化的同时，将不良反应风险降到最低。

目前，美国 FDA 已批准在 140 余种药物的药品标签中增加药物基因组信息，涉及的药物基因组生物标志物有 42 个。我国在 2015 年也颁布了《药物代谢酶和药物作用靶点基因检测技术指南（试行）》以及《肿瘤个体化治疗检测技术指南（试行）》，为个体化用药基因检测提供了一致性的方法。

临床可用于基因检测的免疫抑制剂主要包括钙调磷酸酶抑制药类、霉酚酸类、mTOR 抑制剂类、糖皮质激素类和抗体类，通过对上述药物不同代谢基因位点的检测，明确患者对药物代谢的快慢程度，从而在经验性用药的基础上调整初始给药剂量，同时结合对免疫抑制剂的血药浓度监测，以尽快使血药浓度达标并发挥治疗作用，同时降低药物不良反应的发生率。

2. 治疗中监护　药物治疗中的监护主要是动态地、有针对性地观察免疫抑制剂使用过程中的有效性和安全性。规范的治疗中监护应该在治疗前制订针对具体患者的药学监护计划。

（1）治疗有效性的监护：对于器官移植和自身免疫病患者，服药是一个长期的过程。因此,对于治疗有效性的监护也是一个长期的过程,这取决于患者所患疾病的特点和评估周期。应根据患者的疾病种类和病情严重程度确定有效性评价指标,其中包括患者是否按照治疗计划切实接受既定的药物治疗(注意观察患者服药的规格、剂量、用药方法是否规范可靠)、患者的临床评价指标(如尿量、黄疸、发热等缓解情况)、辅助检查指标(如血常规、尿常规、肝功能、肾功能、肾脏循环免疫、血药浓度监测结果等)。同时,还应根据疗效确定上述指标的观察时机和频率以及评价标准,还应制订获得不同观察结果后的处置预案。

(2)治疗安全性的监护:包括有计划地观察该药物、该给药途径治疗可能出现的各种近期和远期不良反应。近期反应如是否出现预期的或非预期的过敏反应、胃肠道反应、肝功能损害、肾功能损害等;远期反应如是否长期服用免疫抑制剂后出现严重感染、新发肿瘤以及心血管事件等。针对患者存在的特殊生理、病理状况,应有针对性地观察应用免疫抑制剂后存在或潜在的不良反应以及可能的相互作用。应按照免疫抑制剂的具体使用方案,拟定该方案的药物不良反应监测细节,如环孢素应关注肝肾毒性,需监测氨基转移酶、胆红素、尿素、肌酐水平及电解质变化情况;他克莫司则需关注血糖波动及神经毒性问题;吗替麦考酚酯则需重点监测血常规,判断有无骨髓抑制情况出现,并观察患者是否出现消化道症状如腹胀、腹泻等。

此外,还需监测免疫抑制剂和其他药物合并使用时引发的药物不良反应,如他克莫司和利福平合用,因利福平为 CYP3A4 诱导剂,促进他克莫司的代谢,导致他克莫司的血药浓度降低,从而诱发排斥反应或降低对自身免疫病的疗效。此类药物不良事件应引起临床重视。

临床应关注长期使用后带来的药物不良事件,如肿瘤、感染的发生情况,结合患者的疾病特点和个体化特征,对长期使用的免疫抑制剂进行风险评估,发现问题及时采取措施,包括调整给药剂量和疗程、更换相关药物以避免药物不良反应。

总之,在使用中严格掌握免疫抑制剂的临床适应证、细致规划患者的个体化免疫抑制用药方案、长期治疗中定期评估用药风险应成为免疫抑制剂临床应用中的监护要点。

(3)患者用药教育:对使用免疫抑制剂的患者的用药教育非常重要,它有助于提高患者的用药依从性,并降低用药错误的发生率。用药教育可以在患者治疗监护过程中进行,也可在患者出院前进行。内容包括患者是否按时、正确地服用药物,对现有的治疗方案是否了解,是否存在依从性不好的情况,是否存在对该治疗存有疑惑或服用中已经出现药物不良事件。对于存在上述相关问题者,临床药师应及时、有针对性地介入,并开展适合的用药教育。

3. 治疗后随访　治疗后随访包括疾病治疗目标是否实现的判断;患者对整个治疗过程的接受度和满意度;患者后续治疗的注意事项交代等。针对具体疾病种类和治疗效果,应对患者进行动态监护或定期随访。

(王建华　王轶睿)

第二章 免疫抑制剂的药学特点与特殊人群用药监护要点

第一节 常用免疫抑制剂的药学特点

一、药动学特点

(一)环孢素

本药口服吸收不规则、不完全,且个体差异大。口服后达峰时间约为3.5小时,生物利用度约为30%,可随治疗时间延长和药物剂量增加而增加。在肝病或胃肠道功能紊乱患者中,本药的吸收可减少。口服后与血浆蛋白的结合率高达90%(主要与血浆脂蛋白结合),吸收后分布于全身各组织,大量分布于脂肪以及肝、胰、脾、肺、肾、肾上腺、淋巴结。本药在血液中有33%~47%分布于血浆,4%~9%分布于淋巴细胞,5%~12%分布于粒细胞,41%~58%分布于红细胞。本药可透过胎盘,可进入乳汁。本药由肝脏代谢,至少有15种代谢物,部分代谢物具有免疫抑制活性。代谢物主要随胆汁(94%)排入肠道,由粪便排出;仅有6%经肾脏排泄。本药的血浆半衰期成人为19(10~27)小时,而儿童仅为约7(7~19)小时。

(二)西罗莫司

本药口服后迅速吸收,片剂和口服溶液的生物利用度分别为27%和15%,高脂饮食可影响本药的吸收,吸收后分布于全身组织和血细胞(主要是红细胞)。本品主要经CYP3A4代谢,消除半衰期为57~63小时,总清除率为127~240ml/(h·kg)。大部分(91%)随粪便排出,仅少量(2.2%)随尿液排出。

(三)他克莫司

本药口服吸收少,个体差异大,单剂口服0.15mg/kg,0.5~0.8小时达到稳态血药浓度峰值0.4~5.6ng/ml。肝移植患者持续静脉滴注0.1mg/(kg·d),稳态血药浓度为4.5~14.5ng/ml,生物利用度为5%~67%(平均为27%)。口服给药后大部分在 3 日后达到稳态血药浓度。药 - 时曲线下面积以及稳态血药浓度谷值之间有良好的关联性,故监测稳态血药浓度谷值可评估药物在全身的吸收状况。食物可使本药的吸收速率和程度下降。与红细胞的结合力强,全血 / 血浆药物浓度分布比为 20∶1。在血浆中与血浆蛋白高度结合(结合率>98.8%)。在体内广泛分布,表观分布容积为 0.85~1.91L/kg。本药主要在肝脏经 CYP3A4 代谢。健康人的平均清除率为 2.43L/h;成年肝移植者的平均清除率为 4.1L/h,儿童肝移植者的平均清除率约为成年人的 2 倍;肾移植者的全身清除率为 6.7L/h。半衰期长且不恒定,健康人的半衰期约 43 小时,儿童及成年肝移植者的平均半衰期分别为 12.4 小时和 11.7 小时,成年肾移植者的平均半衰期为 15.6 小时。代谢物主要随粪便排出,约有 2% 随尿液排出。

(四)硫唑嘌呤

本药口服易吸收,口服后 1 小时达稳态血药浓度峰值。口服生物利用度为 41%~47%,尿毒症患者的生物利用度为 18%。总蛋白结合率为 30%。在红细胞和肝脏内通过氧化作用和甲基化作用降解,绝大部分代谢为巯嘌呤,约 10% 代谢为带巯基的咪唑化合物,代谢产物构成比例因个体不同而异。代谢产物大部分以硫尿酸的形式由尿排出,约 10% 以原型药排出。少量硫唑嘌呤及其代谢物可分泌至乳汁中。半衰期约 3 小时。本药经血液透析,可部分通过透析膜。

(五)咪唑立宾

本药的口服生物利用度较低(平均为 41%),且个体差异较大(12%~81%),口服后药峰时间(t_{max})为 2~12 小时(平均为 3~4 小时)。动物实验(大鼠)显示,经口给药后,肾、胃内的浓度最高,肝、膀胱、小肠、脾和胸腺内的浓度也高于血浆浓度。药物可通过胎盘进入胎仔体内,也可分泌入大鼠的乳汁中,脑内几乎没有药物分布。给大鼠连续投药 21 日,未见药物蓄积。但当肾移植患者的肌酐清除率低于 50ml/min(或者血清肌酐高于 176.8μmol/L)时,本药在体内有明显蓄积。本药主要以原型经肾脏排泄,肾功能正常或轻度异常的患者的清除半衰期为 2~5 小时。血液透析可清除本药。

(六)抗胸腺细胞球蛋白

初次使用兔抗胸腺细胞球蛋白 1.25mg/kg 后(肾移植患者),血清兔 IgG 水平可达 10~40μg/ml。于治疗 11 日时,血清兔 IgG 逐渐增高至 20~170μg/ml,停药后逐渐降低,但 80% 的患者在 2 个月内仍可测出血清兔 IgG。约 40% 的患者对兔 IgG 有显著免疫,大多数患者在最初治疗的 15 日内可出现免疫,具有免疫力的患者血清兔 IgG 水平迅速降低。清除半衰期为 2~3 日。

（七）抗人淋巴细胞免疫球蛋白

本药在体液及组织中的分布情况不详，血浆水平因人而异，其 IgG 形式可通过胎盘并在乳汁中分布。马 ALG（IgG）的半衰期平均为 6 日（1.5~12 日）。以 ALG 100mg/（kg·d）治疗 5 日后，平均稳态血药浓度峰值（IgG）为（727±310）µg/ml。约 1% 的 ALG 由尿液排出。

（八）来氟米特

本药口服吸收迅速，在胃肠黏膜及肝脏迅速转变为活性代谢产物 M1 及其他微量代谢物。口服后 6~12 小时 M1 达稳态血药浓度峰值（C_{max}），生物利用度约 80%。单次口服 50 和 100mg，24 小时后血浆 M1 浓度分别为 4 和 8.5µg/ml。M1 主要分布于肝、肾和皮肤，脑组织中的分布较少；其血浆蛋白结合率＞99%，表观分布容积为 0.13L/kg。M1 在体内进一步代谢后经肾脏及胆汁排泄，其中 43% 从尿中排泄，48% 从粪便排泄（主要为 M1）。M1 的半衰期约为 10 日，肝肠循环是导致 M1 的半衰期较长的主要原因。

（九）吗替麦考酚酯

本药口服后迅速吸收，1 小时达稳态血药浓度峰值 34µg/ml。食物不影响本药的吸收程度，但可降低 MPA 的稳态血药浓度峰值（可降低 40%）。平均生物利用度为 94%，表观分布容积为 3.6~4L/kg。MPA 与血浆蛋白的结合率为 97%，肾功能不全患者的总蛋白结合率可降低。MPA 可通过肝肠循环而再吸收。MPA 主要通过葡糖醛酸转移酶代谢成 MPA 的酚化葡萄糖醛麦考酚酸（MPAG）而失去药理活性，MPA 的半衰期为 16~18 小时。本药 93% 经肾排泄，6% 从粪便排泄。

（十）雷公藤多苷

目前，尚无人体内的雷公藤多苷有效成分的药动学报告。动物实验表明，雷公藤甲素（为雷公藤的另一种制剂）口服后以小肠吸收为主，药峰时间小鼠为 40 分钟、大鼠为 1 小时。吸收后主要分布于血流量较大的器官，如肝、脾、肺、心和脑。未吸收的药物以原型从粪便排出，吸收部分以原型或代谢产物的形式通过肾脏排出，少部分雷公藤甲素通过胆汁排泄。雷公藤甲素口服给药，小鼠和大鼠的半衰期分别为 58.6 和 59.9 小时。

（十一）巴利昔单抗

在肾移植患者中进行单剂量和多剂量研究，其累积剂量为 15~150mg。静脉注射本药 20mg 后 30 分钟内，稳态血药浓度峰值（C_{max}）为（7.1±5.1）mg/L，C_{max} 及药 - 时曲线下面积随单次给药量增加（最大剂量为 60mg）均成比例地增加。对药物在体内部位的分布范围和程度尚未进行全面研究。表观分布容积为（8.6 ± 4.1）L。有体外研究表明，巴利昔单抗仅与淋巴细胞、巨噬细胞或单核细胞结合。药物清除率为（41 ± 19）ml/h，半衰期为（7.2 ± 3.2）日。

二、常用剂型

免疫抑制剂的常用剂型主要有片剂、胶囊、软胶囊、口服溶液等，一些新剂型如缓释胶囊也陆续上市。

（一）环孢素

常用的环孢素制剂为软胶囊，即环孢素的微乳化制剂。这种剂型使其更利于胃肠道吸收，且减少对胆汁的依赖性，从而减少在某些情况下必须给予静脉制剂的必要性。如果需要进行口服剂型和静脉剂型的切换，其用药剂量比值应为3∶1。需要注意的是，口服本药软胶囊和普通口服剂型（胶囊和口服液）的稳态血药浓度峰值和药-时曲线下面积差异较大，不同生产厂家的产品之间不具有生物等效性，因此切换用药时需谨慎，并严密监测血药浓度，及时调整给药剂量。

（二）他克莫司

他克莫司主要为胶囊剂型，因其口服后的胃肠道吸收不依赖于胆酸盐，吸收相对稳定且效果良好，一般很少采用静脉给药制剂，特殊情况下可将胶囊通过胃管给药。但不同患者之间或同一患者不同情况下的生物利用度可能存在较大差异，尤其是患者有消化系统疾病时。该药物的胃排空速率比环孢素快，更适用于胃肠动力不良的患者。近年来该药物的缓释剂型上市，从每日给药2次减少到每日给药1次，提高了生物利用度，峰值也较低，具有较小的峰谷比，用药量有效降低，具有较高的经济性；同时可稳定体内代谢过程，有助于改变与峰值相关的效应，如肾毒性等不良反应。

（三）西罗莫司

目前，西罗莫司的上市品种有片剂和口服溶液2种剂型，其生物利用度不同，在两者之间切换时应谨慎，并严密监测血药浓度，及时调整给药剂量。

三、稳定性和配伍禁忌

免疫抑制剂的静脉用药剂型均不得与其他药物混合输注。

（一）他克莫司

1. 他克莫司成品输液的调配 ①先将本药用5%葡萄糖注射液或生理盐

水在原基础输液的聚乙烯或玻璃瓶中稀释配成 5mg/ml 的浓缩液；②然后再用 5% 葡萄糖注射液或生理盐水基础输液稀释成 4~100μg/ml 的成品输液，以供静脉滴注；③24 小时内的本品成品输液总量应控制在 20~250ml。

2. 经稀释混合调配的成品输液必须在 24 小时内滴注完；当胶囊制剂的铝箔包装打开后，必须在 12 个月内使用。

(二)抗胸腺细胞球蛋白

①可用所附的稀释液溶解，也可用 0.9% 氯化钠注射液或 5% 葡萄糖注射液稀释至 50~500ml 后静脉滴注；②滴注时间不得少于 4 小时，应选用大静脉滴注；③配制好的药液宜立即使用；④药液在 20℃下，24 小时内可保持稳定性。

(三)抗人淋巴细胞免疫球蛋白

①本药忌与酸性溶液配伍，不推荐使用葡萄糖溶液稀释本药；②本药使用前或已停用 1~2 周，均须做皮肤试验，皮肤试验阳性者不能使用本药；③皮试液的浓度为 1/1 000(马或兔)或 1/100(猪)，取 0.1ml 皮内注射后观察 15~20 分钟，红晕的直径 > 10mm 者为阳性；④为预防血清病及过敏反应，应同时加用肾上腺皮质激素，直至停用本药后 2~3 周，再逐渐停用肾上腺皮质激素；⑤在输注本药时应避免同时滴注血液及血液制品，本药注射时应适当稀释并缓慢注入；⑥稀释溶液应达到室温后方可给药，输注时间不应小于 4 小时。

(四)巴利昔单抗

①配制好的药液为等渗液，可一次性大剂量静脉注射，也可用生理盐水或 5% 葡萄糖注射液稀释至 50ml(20mg)或稀释至 25ml(10mg)后静脉滴注 20~30 分钟；②虽尚无本药与其他静脉用液体存在配伍禁忌的资料，但仍宜单独使用。

四、不 良 反 应

(一)环孢素

1. 较常见的不良反应　有畏食、恶心、呕吐等胃肠道反应，尚可出现牙龈增生伴出血、疼痛，牙龈增生一般可在停药 6 个月后消失。约 1/3 的患者可出现与使用剂量相关的肾功能损害，可致血清肌酐、血尿素氮增高，肾小球滤过率降低等，慢性、进行性肾中毒多于治疗后的约 12 个月发生。33% 的患者出现高血压，需用抗高血压药方可控制。此外，本药可引起氨基转移酶升高、胆汁淤积、高胆红素血症、高血糖、多毛症、手震颤、高尿酸血症、血小板减少和溶血性贫血、乏力、四肢感觉异常、下肢痛性痉挛、闭经等。

2. 少见且需关注的严重的不良反应　意识障碍、惊厥、抽搐，这些症状可能与本药的肾脏毒性及低镁血症有关。尚有报道环孢素可诱发血栓形成，并可导致过敏反应、胰腺炎、白细胞减少、雷诺病、血尿等药物不良反应。长期使用本药的患者并发淋巴瘤或其他肿瘤的概率高于普通人群。

(二)西罗莫司

1. 较常见的不良反应　发生率高于20%的不良反应有高血压、便秘、腹痛、腹泻、消化不良、恶心、呕吐、血肌酐升高、血脂异常、电解质紊乱、贫血、白细胞及血小板减少、关节痛、头痛、失眠、震颤、胸痛、上呼吸道感染、痤疮、皮疹、泌尿道感染等。

2. 少见且需关注的严重的不良反应　致命性肝坏死、伤口愈合异常、骨坏死、间质性肺病、视力异常、听力异常、全血细胞减少，且有诱发淋巴瘤和皮肤癌的风险。

(三)他克莫司

1. 较常见的不良反应　常见高血压、震颤、头痛、失眠、肾功能异常(肾毒性的发生率与环孢素相似，剂量 > 0.06mg/kg 时发生率更高)、胃肠道不适、高血糖、糖尿病、贫血、凝血功能异常、血小板减少、白细胞增高或减少、关节痛、皮疹等。

2. 少见且需关注的严重的不良反应　心力衰竭、心肌梗死、脑梗死、昏迷、溶血性尿毒症综合征、肾小管坏死、胰腺炎、再生障碍性贫血、淋巴细胞增生性疾病、青光眼、感染加重等。

(四)硫唑嘌呤

1. 较常见的不良反应　畏食、恶心、呕吐、肝脏毒性，可出现白细胞及血小板减少、平均红细胞容量和红细胞血红蛋白量增加、贫血。

2. 少见且需关注的严重的不良反应　胰腺炎、严重的肝损伤、骨髓抑制、再生障碍性贫血、继发感染等。此外，对生殖系统的影响应在用药前充分评估。

(五)咪唑立宾

1. 较常见的不良反应　可有白细胞减少；偶见血小板减少、红细胞减少，食欲缺乏、恶心、呕吐等消化道不适，肝功能异常，以及发热、脱毛、口炎、舌炎、肺炎、血尿酸升高等。

2. 少见且需关注的严重的不良反应　严重的白细胞减少、继发感染等。

（六）抗胸腺细胞球蛋白

1. 较常见的不良反应 用药局部疼痛、末梢血栓性静脉炎、中性粒细胞及血小板减少等。

2. 少见且需关注的严重的不良反应 全身反应，如寒战、发热、心动过速、呕吐及呼吸困难；罕见迟发型过敏反应，如初次使用后的 7~15 日可能发生血清病（发热、瘙痒、皮疹伴有关节痛）；极罕见速发严重的过敏反应。

（七）抗人淋巴细胞免疫球蛋白

1. 较常见的不良反应 局部疼痛及一过性红肿、关节疼痛、寒战、发热、低血压、气短、心动过速等反应，短时间的粒细胞和血小板减少。

2. 少见且需关注的严重的不良反应 血清病、荨麻疹、过敏性休克等。

（八）来氟米特

1. 较常见的不良反应 氨基转移酶升高、全血细胞减少、皮肤过敏反应、消化道不适、呼吸道感染、皮疹、高血压、头痛等。

2. 少见且需关注的严重的不良反应 严重的白细胞减少、继发感染等。

（九）吗替麦考酚酯

1. 较常见的不良反应 高血压、头痛、头晕、失眠、震颤、高胆固醇血症、高血糖症、电解质紊乱、氨基转移酶异常、呼吸道感染、关节痛、肌痛、尿频、蛋白尿、腹痛、腹泻、便秘、骨髓抑制、痤疮、脱发、皮疹、弱视、白内障、结膜炎等。

2. 少见且需关注的严重的不良反应 心绞痛、心房颤动、焦虑、抑郁、酸中毒、肺纤维化、肌无力、肾小管坏死、严重的骨髓抑制、继发感染、淋巴细胞增生性疾病或肿瘤。

（十）雷公藤多苷

1. 较常见的不良反应 恶心、呕吐、腹痛、腹泻、食欲减退、氨基转移酶异常、皮肤色素沉着、皮疹、口腔溃疡、痤疮、指甲变软、皮肤瘙痒等。

2. 少见且需关注的严重的不良反应 该药物对生殖系统有明显的影响，不仅影响女性的卵巢功能，也影响男性睾丸和精子的发育；有骨髓抑制作用，可引起白细胞及血小板减少；肌酐清除率下降，严重者发生急性肾衰竭而导致死亡。

（十一）巴利昔单抗

本药不会加重器官移植患者的基础疾病及增加免疫抑制剂或与其他药物联用所发生的不良反应，具体如下：

1. 较常见的不良反应

（1）成人：常见便秘、疼痛、恶心、周围性水肿、高血压、贫血、头痛、电解质紊乱、血清肌酐升高、腹泻及上呼吸道感染。

（2）儿童：泌尿道感染、多毛症、鼻炎、发热、高血压、上呼吸道感染、病毒感染、败血症及便秘。

2. 少见且需关注的严重的不良反应　主要是过敏反应，表现为皮疹、荨麻疹、打喷嚏、气喘、支气管痉挛、肺水肿、心力衰竭、呼吸衰竭及毛细血管渗漏综合征。

五、药物之间及药物与食物间的相互作用

（一）环孢素

1. 与雌激素、雄激素、口服避孕药、西咪替丁、地尔硫䓬、红霉素、多西环素、钙通道阻滞剂等合用可增加本药的血浆浓度。

2. 维拉帕米和地尔硫䓬可使本药的排出减少、毒性增加。

3. 氨基糖苷类抗生素、两性霉素 B、甲氧苄啶、美法仑、非甾体抗炎药（如吲哚美辛）、留钾利尿药可增加本药的肾毒性。

4. 与硫唑嘌呤、苯丁酸氮芥、环磷酰胺等免疫抑制剂及肾上腺皮质激素合用时可能会增加感染和患淋巴细胞增生性疾病的风险，故应谨慎。

5. 本药与洛伐他汀（调血脂药）合用于心脏移植患者时可增加发生横纹肌溶解和急性肾衰竭的风险。

6. 与留钾利尿药、含钾的药物等合用可致血钾升高。

7. 使用本药的同时，输入贮存超过 10 日的库存血可致血钾升高。

8. 肝药酶诱导剂可诱导肝微粒体酶系统而增加本药的代谢，故两药合用时须调整本药的剂量。

9. 与抗结核药合用可降低本药的有效浓度，应根据血药浓度调整剂量。

（二）西罗莫司

1. 与本药合用时可加重本药的不良反应（如贫血、白细胞减少、血小板减少、低钾血症、腹泻）的药物有溴隐亭、西咪替丁、西沙必利、克拉霉素、环孢素、达那唑、地尔硫䓬、红霉素、红霉素 / 磺胺异噁唑、氟康唑、伊曲康唑、甲氧氯普胺、尼卡地平、茚地那韦、利托那韦、安普那韦、醋竹桃霉素、维拉帕米。

2. 伏立康唑（voriconazole）可通过抑制 CYP3A4 介导的本药的代谢，明显升高本药的血药浓度，加重不良反应，故禁止与本药合用。

3. 本药使泼尼松龙的清除率降低，延长泼尼松龙的半衰期，升高其稳态血药浓度峰值，但临床意义不明。

4. 卡马西平、苯巴比妥、苯妥英、磷苯妥英、利福布汀（rifabutin）、利福喷丁（rifapentine）、利福平、圣·约翰草与本药合用时可降低本药的疗效，合用时应监测本药的血药浓度。

5. 本药会降低接种活疫苗的疗效。

6. 药物 - 食物相互作用

（1）高脂饮食可导致本药的药峰时间延长 3.5 倍，稳态血药浓度峰值（C_{max}）降低 34%，药 - 时曲线下面积（AUC）增加 35%。

（2）葡萄柚汁（grapefruit juice）可增加本药的血药浓度，加重本药的不良反应（如贫血、白细胞减少、血小板减少、低钾血症、腹泻）。

（三）他克莫司

1. 抑制 CYP3A4 酶系统的药物如炔雌醇、孕二烯酮、炔诺酮、甲地孕酮、利多卡因、甲妥因、咪达唑仑、地尔硫䓬、硝苯地平、尼卡地平、尼鲁地平、尼伐地平、奎尼丁、他莫昔芬、可的松、麦角胺、红霉素、醋竹桃霉素、交沙霉素、伊曲康唑、氟康唑、咪康唑、达那唑、维拉帕米、奥美拉唑、环孢素、溴隐亭等可能抑制本药的代谢，与本药有协同作用。

2. 与环孢素同时给药时，本药增加环孢素的半衰期，且肾毒性增加，故二者不得同时使用。

3. 与布洛芬合用有肾毒性加重的报道。与具有肾毒性或神经毒性的药物（如氨基糖苷类、两性霉素 B、万古霉素、复方磺胺甲噁唑及非甾体抗炎药、阿昔洛韦、更昔洛韦等）合用时可能会增加这些药物的毒性。

4. 使用本药并大量摄取钾离子或者使用留钾利尿药（如阿米洛利、氨苯蝶啶、螺内酯）可能导致高钾血症，或加重先前存在的高钾血症。

5. 诱导 CYP3A4 酶系统的药物如巴比妥类（如苯巴比妥）、苯妥英、利福平、卡马西平及异烟肼可能增加本药的代谢，使本药的血药浓度降低。

6. 碳酸氢钠和氧化镁等制酸药可抑制本药的吸收。

7. 本药可能会影响肾上腺皮质激素的代谢，从而降低口服避孕药的效果。

8. 使用本药期间接种疫苗，疫苗的效能会减弱，应避免使用减毒活疫苗。

9. 本药可广泛与血浆蛋白结合，与血浆蛋白有高度亲和力的药物（如口服抗凝血药、口服降血糖药）可能与本药发生相互作用。

10. 甲泼尼龙合用，有报道会改变本药的血药浓度。

11. 药物 - 食物相互作用：有报道食用含有中等脂肪量的食物会明显减少本药的吸收，降低口服生物利用度。

（四）硫唑嘌呤

1. 多柔比星可增强本药的肝毒性，在两药合用期间应注意监测肝功能；合用亦可导致多柔比星的排泄延迟，从而造成严重的骨髓抑制。与氯霉素、氯喹合用可加重骨髓毒性。

2. 与复方磺胺甲噁唑合用可增加肾移植患者的血液学毒性，也可增强本药的骨髓抑制作用。与卡托普利合用，白细胞减少更明显。采用不减少白细胞的血管紧张素转换酶抑制药（如依那普利、赖诺普利等）代替卡托普利，也许可避免此反应。长期（超过 3 周）与复方磺胺甲噁唑合用，血小板及中性粒细胞减少的发生率明显增加。在必须合用时，以不超过 10 日为宜。

3. 与环孢素合用时，可能由于减少环孢素的吸收而降低其血药浓度。

4. 与别嘌醇、奥昔嘌醇或巯嘌呤合用时，应将硫唑嘌呤的剂量减少，因代谢本药的酶氧化受阻更显著，用量一般要减少 3/4。

5. 与天冬酰胺酶合用可提高疗效，因而应考虑减少两者的用量。

6. 可降低华法林的抗凝作用。

7. 与糖皮质激素合用治疗多发性肌炎、皮肌炎、韦氏肉芽肿病等时，能减少糖皮质激素的用量和不良反应，但继发感染的发生率亦增加。

8. 与泼尼松合用可改善毛细血管功能、减轻免疫抑制剂的不良反应，使慢性血小板减少性紫癜改善，但易致消化道出血。

9. 硒可促使过多的脂质过氧化物分解，从而保护生物膜免受过氧化损伤，降低肝组织中的自由基损伤，对本药引起的肝损伤具有保护作用。

10. 本药可增强去极化肌松药的神经阻滞作用，削弱非去极化型肌松药的作用。如需进行神经肌肉阻滞，则应避免本药与泮库溴铵、甲筒箭毒、阿库氯铵、法扎溴铵等非去极化型肌松药同时使用，也应避免在使用非去极化型肌松药之后不久应用。如必须同时应用，非去极化型肌松药的用量应增加。

11. 用药期间接种活疫苗，会增加被活疫苗感染的风险。化疗结束后应至少间隔 3 个月才能接种活疫苗。

（五）抗胸腺细胞球蛋白

1. 与环孢素、吗替麦考酚酯、免疫抑制剂合用可造成免疫过度抑制，从而导致淋巴细胞增殖，故联用时应谨慎。

2. 与减毒活疫苗合用可导致全身性感染而致死,尤其是再生障碍性贫血患者(因其免疫功能低下)。

(六)抗人淋巴细胞免疫球蛋白

与其他免疫抑制剂(肾上腺皮质激素、硫唑嘌呤、环孢素)合用有协同作用,可造成免疫过度抑制。

(七)来氟米特

1. 单剂量来氟米特和多剂量利福平联合使用,M1 峰浓度较单独使用来氟米特升高(约 40%),由于随着利福平的使用,M1 浓度可能继续升高,因此当两药合用时,应慎重。

2. 与甲苯磺丁脲合用,体外研究发现,本药的活性代谢产物(M1)可使游离甲苯磺丁脲增加 13%~50%,其临床意义尚不清楚。

3. 与其他肝毒性药物合用可能增加不良反应。

4. 考来烯胺或药用炭可能通过结合本药的活性代谢产物而降低本药的疗效。

5. 本药可影响活疫苗的免疫反应,可能的机制是本药有抑制免疫的作用。

6. 本药的吸收不受高脂饮食的影响。

(八)吗替麦考酚酯

1. 与其他免疫抑制剂合用时可增加致癌及感染的风险。

2. 阿昔洛韦、更昔洛韦与本药合用,MPA 的血药浓度没有显著改变;而肾功能损害患者在合用时,阿昔洛韦或更昔洛韦的血药浓度升高。

3. 本药主要由尿排出,不可与抑制肾功能的药物同用;磺吡酮、丙磺舒可能干扰本药从肾小管分泌的过程,与本药合用可导致本药的毒性增加。

4. 与含镁或铝的抗酸药(如氢氧化镁、氢氧化铝)及铁剂合用,本药的吸收减少。

5. 松果菊可兴奋免疫系统,使本药的药效降低。

6. 与能干扰肝肠循环的药物(如考来烯胺)合用可能会降低本药的药效。

7. 长期服用本药可能改变口服避孕药的药动学参数,导致口服避孕药的药效降低。

8. 本药不影响环孢素的药动学。

9. 磺胺甲噁唑对 MPA 的生物利用度无影响。

10. 药物 - 食物相互作用:有研究显示,食物不影响药物的吸收程度,只影响药物的吸收速率,提示本药可与食物同服。

（九）雷公藤多苷

本药与糖皮质激素合用可增强疗效，合用时应减少激素的用量，从而可减少本药致白细胞降低等不良反应的发生。

（十）巴利昔单抗

1. 理论上，松果菊 [*Echinacea purpurea*（*Linn.*）*Moench*] 具有免疫系统刺激作用，可能降低本药的疗效，从而危及器官移植患者的生命，故两者应避免联用。

2. 与他克莫司合用，可使后者的稳态血药浓度谷值升高，增加中毒的风险，其作用机制可能是细胞因子引起 CYP3A4 介导的他克莫司的代谢发生改变，故两者联用时应在移植后的 1~2 个月密切监测他克莫司的血药浓度，必要时据此调整剂量。

3. 有研究认为，本药是一种免疫球蛋白，故不存在代谢后的药物相互作用。

第二节　特殊人群使用免疫抑制剂的监护要点

一、老　年　人

1. 老年人的生理特点和一般用药原则　随着老年人口的日益增多和医学科技的发展，老年患者已非开展肾移植的禁忌人群，患有肾脏病、风湿病和血液病的患者增加，接受免疫抑制剂治疗的老年患者的增多是可想而知的。免疫抑制剂的类型和品种不断推陈出新，人们对免疫抑制剂治疗上述疾病的认识不断有新的进展，在老年人这一特殊群体中使用的特殊性亦日益受到关注。

老年人的免疫功能减退，脏器储备功能下降，常合并多系统疾病，机体对药物的代谢能力降低，因此在老年肾病患者中要合理地应用糖皮质激素与免疫抑制剂需注意 3 个问题：第一，选择合适的对象；第二，选择合适的糖皮质激素与免疫抑制剂；第三，选择合适的剂量与疗程。

老年人的生理变化能改变药物在体内的代谢特点，进而影响药效，导致临床疗效改变或使药物不良反应增多。因此，对使用免疫抑制剂的老年患者应该从其生理变化入手，分析其对药物吸收、分布、代谢、排泄造成的影响，再根据其代谢特征设计合理的个体化用药方案，以提高疗效、减少药物不良反应，并改善预后。

药物在老年患者体内的药动学改变包括以下几个方面：

（1）影响药物吸收：老年人的胃酸量及壁细胞数量减少，导致胃内 pH 上升；胃蠕动和括约肌活性减低，导致胃排空延迟；肠系膜血流减少 40%~50%，黏膜萎缩。

（2）影响药物分布：肝血流量减少，经首关代谢的清除率降低；血浆蛋白减少，游离型药物增加；机体组成中的总液体含量减少，肌肉组织减少，体脂率增加。

（3）影响药物代谢：衰老使肝体积缩小 20%~30%，肝血流减少 20%~50%；Ⅰ级代谢过程中的氧化过程随年龄而下降。

（4）影响药物排泄：肾体积减少 10%~20%，40 岁后肾血流量每年减少1%~2%；每年肾小球滤过率（GFR）降低 0.75~1.05ml/min；肾小管的功能随肾小球滤过率的变化成比例地下降，随年龄增长肾功能可下降 40%~50%。

此外，年龄对药物敏感性和耐受性的影响因药物和反应评估方法的不同而不同；其变化可能源于药物 - 受体相互作用变化的结果（如受体数量和 / 或受体亲和力）、受体激活后信使变化或稳态机制损害；药物的临床作用靶点随年龄的相关变化可能影响药效。

老年患者还有合并疾病多、使用药物多的问题，具有较高的药物不良反应发生率和潜在的不良药物相互作用发生率，对药物的毒副作用更加敏感。

老年患者中普遍存在胃酸缺乏、胃排空速率减慢、消化系统血流量减少等情况，对于在胃肠道崩解并吸收的免疫抑制剂剂型，理论上会对其药物吸收产生影响，包括药物的吸收速率和程度，但在严密血药浓度监测的基础上可无须改变给药时间，依据血药浓度调整给药剂量即可。

老年患者的血浆蛋白水平降低，影响药物的血浆蛋白结合率，导致游离型药物浓度升高，药物作用增强，从而诱发药物不良反应。尤其对于使用环孢素、西罗莫司、他克莫司等药物的患者，应关注其血浆蛋白水平，必要时可采用 Child-Pugh 分级标准评价其肝功能，以此为依据调整给药方案。老年人的肝脏缩小和肝血流量减少，药物会出现不同程度的 AUC 增大、C_{max} 升高、$t_{1/2}$ 延长，使用免疫抑制剂后需重点监护，依据器官功能和血药浓度监测结果及时调整服药剂量与间隔。

虽然多数免疫抑制剂在体内通过胆道及肾脏途径清除，但对于老年患者而言，其肾功能生理性减退，有可能导致药物蓄积，从而诱发毒副作用发生，因此对于此类患者使用免疫抑制剂应在评估肾功能的基础上谨慎用药。

2. 老年患者使用免疫抑制剂的药学监护原则　对于老年人用药，除一般药学监护外，药师应特别注意充分了解药物的安全性、毒副作用及其相互作用以及药物具有的潜在毒性;熟练掌握药物作用机制,避免药物间的不良反应与相互作用;明确药物的代谢和排泄途径,当肝肾功能减退时,给出适当的调整方案。

（1）明确免疫抑制剂的适应证:老年人在使用免疫抑制剂方面一般与成人相同,明确诊断与适应证是合理使用免疫抑制剂的前提。药师应首先判断患者是否具有使用免疫抑制剂的明确指征和可能遇到的高危风险。

（2）因老年人的基础疾病较多、高危因素较多、用药品种较多,导致治疗过程中疾病间的相互影响、药物间的相互作用、不良反应也可能增多,而免疫抑制剂大多个体差异较大,因此用药后应严密观察并定期复查相关临床检验指标。例如患者具有糖尿病病史,使用他克莫司后应将监测血糖波动情况作为重点监护内容。

（3）老年人的用药方案调整:老年患者使用免疫抑制剂治疗相关疾病时的具体方案一般与成人相同,具体用法用量见药品说明书或具体疾病各章节。老年患者出现肝肾功能异常时,应依据患者的年龄和器官功能酌情调整给药方案。具体见表2-1。

表2-1　免疫抑制剂在器官功能不全时的调整方案

药品名称	肾功能不全	肝功能不全
环孢素	肾功能不全时应调整用药剂量,血药浓度维持在250~800ng/ml(全血)或50~300ng/ml(血浆)。肾病综合征患者(Cr < 200µmol/L)的起始剂量不应超过2.5mg/(kg·d)	同肾功能不全时的剂量
西罗莫司	应依据血药浓度调整给药剂量	建议负荷剂量不变,维持剂量约减少1/3
他克莫司	由于本药的肾清除率很低,理论上不需要调整剂量。但由于其潜在的肾毒性,用药时应监测肾功能	对于手术前或手术后肝功能不全(如最初移植功能不良)患者可能需要减少剂量
硫唑嘌呤	肾小球滤过率(GFR) > 50ml/min的患者不必调整剂量;GFR为10~50ml/min的患者应按常规给药次数,给予正常剂量的75%;GFR < 10ml/min的患者应按常规给药次数,给予正常剂量的50%。老年人建议使用推荐剂量的低限值	

药品名称	肾功能不全	肝功能不全
咪唑立宾	肾功能不全时本药应减量,但目前尚无具体推荐剂量	
来氟米特	现尚缺乏相关研究资料,应谨慎用药	用药期间出现谷丙转氨酶(GPT)升高,调整剂量方案如下:① GPT 值不高于正常值的 2 倍时(＜ 80U/L),可不调整剂量。② GPT 值高于正常值的 2~3 倍时(80~120U/L),本药的剂量减半;如减量后 GPT 没有下降,则应停药。③ GPT 值高于正常值的 3 倍时(＞ 120U/L),应停药观察,如 GPT 恢复正常可继续用药
吗替麦考酚酯	严重的慢性肾功能损害(肾小球滤过率＜ 25ml/min)患者,一次剂量应避免超过 1g,一日 2 次,同时应密切观察患者	严重的肝实质疾病所致的肝功能不全患者肾移植后不需调整剂量;其他原因所致的肝功能不全尚不清楚是否需要调整剂量
雷公藤多苷	老年患者用药适当减量	

3. 老年患者使用免疫抑制剂的药学监护要点

(1)治疗前的药学评估:由于老年人的基础疾病较多、高危因素较多、用药种类较多,导致疾病治疗之间的相互影响、药物间的相互作用、不良反应也可能增多,应重点监护药物的安全性。对于老年人,在药物治疗开始前,药师应注意以下问题:

1)是否曾经使用过免疫抑制剂,为什么使用,效果如何。

2)是否曾使用过糖皮质激素。

3)是否有过消化道疾病史。

4)是否有过肝脏疾病、肾脏疾病史。

5)是否已有心血管疾病史,是否进行过心脑血管手术。

6)是否进行抗凝治疗,品种、剂量、疗程、用法如何。

7)是否有精神疾病史。

8)是否有活动性感染或肿瘤。

9)是否使用镇静、催眠、抗抑郁、抗癫痫等药物。

10）是否有药物、食物及其他物质过敏史。

11）是否正在使用其他化学药物、中草药或膳食补充剂。

12）是否吸烟、饮酒或营养不良。

13）是否有电解质异常。

14）是否有不良生活习惯及特殊嗜好。

（2）治疗中的药学监护：治疗中的监护要点应参照各类疾病的具体监护，主要应从疗效监护、药物不良反应监护和相互作用监护3个方面考虑。特别要注意治疗失败时老年人特有的可能原因，如老年人生理改变导致的差异和潜在的药物相互作用；老年人对药物的敏感程度变化；免疫抑制剂药物代谢相关 P450 酶的途径及酶的活性和数量，以及酶系基因多态性问题，并定期进行血药浓度监测。一旦明确治疗失败的原因，应立即进行有针对性的调整或进一步的治疗。

不良反应方面，应特别注意老年人的胃肠道功能改变、肝肾功能、电解质、血糖、血脂、血压、感染、肿瘤等高危因素可能导致不良反应的发生率增高。

药物相互作用监护方面应注意对老年人使用的每种药物进行具体和综合分析，查阅说明书和相关文献报道，明确是否有相互作用、相互作用是否具有临床意义、是否能够避免或是否有相对更佳的选择，如不能避免则应尽量选择相互作用小的品种。对于尚不明确的药物相互作用，也应该根据安全、简化的原则选用潜在药物相互作用较小的品种。

（3）治疗后的药学监护：①仔细评估老年患者的病史和生理状况，如肝肾功能、电解质、血糖、血脂、血压、感染、肿瘤等，以及各种病理性症状和体征；②向老年患者认真、仔细地交代使用药物治疗可能存在的利弊，做到患者充分被告知和知情同意；③根据具体品种，治疗后每隔一定时间随访患者，评估症状及疾病缓解程度，判断是否需要改变用药方案或停药。

（4）药师应有针对性地对患者进行教育，帮助其正确认识疾病的治疗，提高治疗效果。

1）一般教育：药师应根据具体疾病特点，就生活方式、饮食、运动等方面对患者进行一般教育，使患者明白除用药外，积极的生活方式等方面的改善对疾病治疗具有非常重要的意义。如对肾病综合征患者，应告知患者应低盐、低脂、优质蛋白饮食，避免劳累，戒烟和戒酒等。

2）用药教育：①口服药物时应整片（整粒）吞服，药片不可咀嚼或压碎。

②药师应根据药物特点及疾病状况告知患者合适的服药时间,并嘱咐患者应每日按时服药,不可随意调整服药时间,并注意同服其他药物时的先后顺序与时间间隔;不宜自行增加或减少服药剂量或自行延长或缩短用药疗程;如果错过用药时间,应立即补服;但若接近下次用药时间则不宜补服;不得一次服用双倍剂量。③告知患者可能出现的一般不良反应,消除患者的疑虑,告知其如何处理或随时咨询;若怀疑服药过量,则应及时咨询医师或药师。④用药如有变化应及时咨询药师,以便重新制订药学监护计划。

二、儿　　童

1. 儿童的生理特点和一般用药原则　　儿童处于生长发育阶段,许多脏器的发育尚不完全,因此大多数药物在儿童体内的药动学特点与成人相比有明显差异。儿童用药需根据患儿的具体情况来处理,一般要注意以下几个原则:

(1)明确诊断:根据病情决定如何用药,尤其要考虑到儿童的用药特点和剂量。应结合药品说明书、临床诊疗指南或专家共识和儿童的具体情况调整给药剂量,无具体说明时应仔细权衡利弊,充分告知患儿家长用药风险,知情同意并备案后方可使用。

(2)选药时要有明确的指征。

(3)掌握影响药物作用的特殊因素:儿童的肝、肾、神经等器官、组织发育不完善,很容易受到损害或发生中毒反应。需在充分评估患儿器官功能的基础上,选择合适的药物和给药剂量治疗。

(4)用药时要严密观察小儿的病情变化及治疗中的反应。小儿存在病情变化快、药物代谢快、药物敏感性高、个体差异大等特点,要随时决定是否继续用药、调整剂量或调整用药,以减少或避免药源性疾病的发生。

2. 儿童患者使用免疫抑制剂的药学监护原则

(1)儿童患者使用免疫抑制剂的适应证和品种选择:目前儿童患者使用免疫抑制剂的临床经验多集中在儿童肾移植和儿童肾病的治疗中,因其免疫抑制方案的制订原则与成人相同。

(2)儿童患者使用免疫抑制剂要注意剂量调整:见表2-2。

表2-2　儿童患者使用免疫抑制剂的剂量调整

药品名称	调整方案
环孢素	口服给药：儿童的用量可按或稍高于成人的剂量计算。 静脉给药：儿童体内环孢素的排出稍快于成年人，因此有必要使用较大剂量（相对于体重）以达到同样的血药浓度水平
西罗莫司	13 岁以上的儿童，肾移植后应尽可能早地开始给药。如体重低于 40kg，建议负荷剂量为一次 $3mg/m^2$，维持剂量为一次 $1mg/m^2$，一日 1 次；体重高于 40kg 者，剂量同成人。13 岁以下儿童用药的安全性尚未确定，应慎用
他克莫司	口服给药：首次免疫抑制剂的用量通常需成人推荐剂量的 1.5~2 倍才能达到相同的血药浓度。肝及肾移植者的用量为 0.3mg/（kg·d），分 2 次服用。 静脉滴注：如不能口服给药时，应连续 24 小时经静脉滴注本药。肝移植者的用量为 0.05mg/（kg·d），肾移植者的用量为 0.1mg/（kg·d）。恢复期根据患者的排斥反应及对药物的耐受性调整剂量
硫唑嘌呤	口服给药：4mg/（kg·d），与其他免疫抑制剂合用
咪唑立宾	肾病综合征：3mg/（kg·d），分 3 次服用，联用泼尼松龙，视病情逐渐减少后者的用量。 肾移植：联用环孢素及糖皮质激素，于移植手术前 1 日给予 4mg/kg，以后给予维持剂量 2~4mg/（kg·d）
抗胸腺细胞球蛋白	预防心脏移植排斥反应：13 岁以上的儿童参见成人。 预防肾移植排斥反应：13 岁以上的儿童与常规免疫抑制剂合用，术后的初始剂量为 1~2mg/（kg·d）（12~24 小时经中心静脉或头臂动静脉瘘）；此后 1 周内调整 3 次剂量，以维持循环血液中与绵羊红细胞形成玫瑰花结的单核细胞 < 10%，疗程为 14 日
抗人淋巴细胞免疫球蛋白	静脉给药：马 ALG 的剂量为 5~25mg/（kg·d）
吗替麦考酚酯	口服给药：用于肾移植时，推荐起始剂量为一次 $0.6g/m^2$，一日 2 次
巴利昔单抗	静脉给药，用于 1~17 岁的儿童。 体重低于 35kg 者，推荐剂量为 20mg，分 2 次使用，一次 10mg。首次 10mg 于移植术前 2 小时内给予，剩余 10mg 于移植术后 4 日给予。如发生术后并发症（如移植物功能丧失等），应停止第 2 次给药。 体重为 35kg 或 35kg 以上者，同成人给药

3. 儿童患者使用免疫抑制剂的药学监护要点

（1）治疗前的药学评估：药物治疗开始前，药师应该明确以下问题。

1）是否曾经使用过免疫抑制剂，为什么使用，效果如何。

2）是否曾使用过糖皮质激素。

3）是否有过消化道疾病史。

4）是否有过肝脏疾病、肾脏疾病史。

5）是否有癫痫病史。

6）是否有活动性感染或肿瘤。

7）是否使用镇静、催眠、抗抑郁、抗癫痫等药物。

8）是否有药物、食物及其他物质过敏史。

9）是否正在使用其他化学药物、中草药或膳食补充剂。

10）是否营养不良或发育不良。

11）是否有电解质异常。

（2）治疗中的药学监护：治疗中的药学监护主要包括疗效、不良反应和药物相互作用方面的监护。特别要注意治疗失败时儿童患者特有的可能原因，如环孢素的血浆半衰期成人为 19（10~27）小时，而儿童仅为约 7（7~19）小时，给药量不足可能导致治疗效果不理想，因此需充分依据儿童患者的生理特点，结合免疫抑制剂药物代谢酶系基因多态性检测结果和血药浓度监测结果，制订个体化给药方案。一旦明确治疗失败的原因，应立即进行有针对性的调整或进一步的治疗。

不良反应方面，应特别注意儿童患者的胃肠道功能、肝肾功能、发育情况等，确定合理的给药剂量，避免药物不良反应的发生。

药物相互作用监护应注意对儿童患者使用的每种药物进行具体和综合分析，查阅说明书和相关文献报道，明确是否有相互作用、相互作用是否具有临床意义、是否能够避免或是否有相对更佳的选择，如不能避免则应尽量选择相互作用小的品种。对于尚不明确的药物作用，也应该根据安全、简化的原则选用潜在药物相互作用较小的品种。

（3）治疗后的药学监护：①仔细评估儿童患者的病史和生理状况，如精神状况、营养状况、肝肾功能、电解质、血糖、血脂、血压、感染等，以及各种病理性症状和体征；②向患儿家属认真、仔细地交代使用药物治疗可能存在的利弊，做到患儿家属被充分告知和知情同意；③根据具体品种，治疗后每隔一定时间随访患儿，评估症状及疾病缓解程度，判断是否需要改变用药方案或停药。

（4）药师应有针对性地进行用药教育，帮助患儿及其家属正确认识疾病的治疗，提高患儿的用药依从性和治疗效果。

1）一般教育：药师应根据具体疾病特点，就生活方式、饮食、运动等方面对患儿及家属进行一般教育，使其充分理解积极的生活方式等方面的改善对疾病治疗具有非常重要的意义。因目前免疫抑制剂无专门的儿童制剂，口感和色彩等无法吸引儿童，所以要特别注意患儿的心理抵触情绪，进行心理疏导。家长最好能亲自监督患儿服药，避免漏服、错服。

2）用药教育：①口服药物时应整片（整粒）吞服，药片不可咀嚼或压碎。②药师应根据药物特点及疾病状况告知患儿及家属合适的服药时间，并嘱患儿及家属应每日按时服药，不可随意调整服药时间，并注意同服其他药物时的先后顺序与时间间隔；不宜自行增加或减少服药剂量或自行延长或缩短用药疗程；如果错过用药时间，应立即补服；但若接近下次用药时间则不宜补服；不得一次服用双倍剂量。③告知患儿及家属可能出现的一般不良反应，消除患儿及家属的疑虑，告知其如何处理或随时咨询；若怀疑服药过量，则应及时咨询医师或药师。④用药如有变化应及时咨询药师，以便重新制订药学监护计划。

三、肝、肾功能异常者

1. 肝功能不全对药动学的影响　首先是肝药酶活性会有所降低，使药物的代谢速度减慢，同时肝功能不全时血浆蛋白浓度降低，导致游离型药物浓度增加。此外，肝病有时会引起胆道梗阻，对药物的胆汁排泄产生影响。

2. 肾功能不全对药动学的影响　肾脏是药物排泄的主要器官之一，肾功能不全时大多数水溶性药物的生物半衰期会延长，一些脂溶性药物在肝脏经Ⅰ型代谢后水溶性增加，再通过肾脏排泄，由于某些代谢产物仍具有活性作用，肾功能不全时此类代谢产物就会在体内积蓄，并可能导致毒副作用。

肾病患者的血浆蛋白浓度通常会有所降低，这对血浆蛋白结合率高的药物的体内过程会有较大影响，由于游离型药物所占的比例增加，会促进药物的代谢、排泄，并使药物在体内的表观分布容积增大。

3. 免疫抑制剂代谢及肝功能改变的影响　大部分免疫抑制剂经肝脏代谢，参与它们代谢的酶主要是 CYP3A4 和 CYP3A5，但由于各个药物与同工酶的亲和力不同，故参与其代谢的 CYP3A4 和 CYP3A5 比例及代谢途径也不尽相同。基因多态性在个体代谢的差异可导致免疫抑制剂的药动学参数的改变,从而影响临床疗效。

4. 肝肾功能异常患者使用免疫抑制剂的药学监护

(1)肝肾功能异常患者的免疫抑制剂使用方案

1)肝功能不全者:严重的肝功能损害者应适当减少给药剂量并定期测定肝脏酶谱的变化,限定日剂量,在长期用药维持治疗中应依据肝脏功能、免疫抑制剂的血药浓度监测结果等拟定个体化的给药剂量。

对于肝功能损害者,环孢素应谨慎使用,并将血药浓度维持在 250~800ng/ml(全血)或 50~300ng/ml(血浆)。西罗莫司在肝功能不全时的剂量为建议负荷剂量不变,维持剂量约减少 1/3。他克莫司在肝功能不全者中应适当减少给药剂量,监测血药浓度。硫唑嘌呤对肝功能不全者禁用。咪唑立宾、雷公藤多苷对肝功能不全者慎用。严重的肝功能不全者为使用来氟米特的禁忌证。吗替麦考酚酯在严重的肝实质疾病所致的肝功能不全患者肾移植后不需调整剂量,其他原因所致的肝功能不全尚不清楚是否需要调整剂量,用药仍需谨慎。

2)肾功能不全者和老年患者:使用免疫抑制剂应慎重,定期检查肾功能。

肾功能不全时应调整用药剂量,将血药浓度维持在 250~800ng/ml(全血)或 50~300ng/ml(血浆)。他克莫司由于其肾清除率很低,理论上不需要调整剂量。但由于其潜在的肾毒性,用药时应监测肾功能。硫唑嘌呤在老年人、肾功能不全者中建议使用推荐剂量的低限值,肾小球滤过率(GFR)> 50ml/min 的患者不必调整剂量;GFR 为 10~50ml/min 的患者应按常规给药次数,给予正常剂量的 75%;GFR < 10ml/min 的患者应按常规给药次数,给予正常剂量的 50%。咪唑立宾在肾功能不全时应减量,但目前尚无具体推荐剂量。来氟米特在肾功能不全患者中尚缺乏相关研究资料,应谨慎用药。吗替麦考酚酯在严重的慢性肾功能损害(肾小球滤过率< 25ml/min)患者中,一次剂量应避免超过 1g,一日 2 次,同时应密切观察患者。

(2)不良反应:免疫抑制剂均有肝脏、肾脏方面的药物不良反应,用药后应在监测肝肾功能的基础上谨慎使用,如监测谷丙转氨酶、谷草转氨酶、胆红素、血肌酐、尿素、尿酸、电解质、C 反应蛋白、红细胞沉降率(ESR)等,出现急性器官损伤时应考虑及时停用药物。

(3)监护与随访

1)治疗前的药学评估:在药物治疗开始前,药师应注意①是否有药物、食物及其他物质过敏史;②是否正在使用其他化学药物、中草药或膳食补充剂;③是否有电解质异常;④是否有肝脏或肾脏疾病。

2）治疗中的监护：①是否出现皮肤黄染、肝肾区疼痛、尿量减少等；②监护肝功能指标，包括谷草转氨酶（GOT）、谷丙转氨酶（GPT）、胆红素水平；③监护肾功能指标，包括尿素、肌酐水平、半胱氨酸蛋白酶抑制剂 C（简称胱抑素 C）；④中性粒细胞水平是否降低。

3）治疗后的监护：需要进行疗效判断，包括判断症状是否缓解、危险因素是否消除。

（4）用药教育

1）对于肝肾功能不全患者不应长期、大量使用免疫抑制剂，用药期间应监测器官功能与血药浓度。

2）定期复查血常规、肝肾功能。

3）若怀疑用药过量，应及时咨询医师或药师。

（王轶睿　王建华）

第三章 免疫抑制剂治疗疾病的药学监护

第一节 器 官 移 植

作为 21 世纪"医学之巅"的器官移植,几十年来已经取得举世瞩目的成就,各类移植手术术式的革新、器官保存技术的进步、免疫抑制剂的合理应用和器官移植手术围手术期监护的不断完善均为各类器官移植患者带来了巨大的福音,是转化医学成功应用于临床实践的典范。

一、肝 移 植

肝移植手术的适应证正在逐渐改变和扩大,从早期的以终末期肝癌为主,到目前的以各种先天性肝病、代谢性肝病、良性终末期肝病、暴发性肝衰竭以及早期肝恶性肿瘤为主。西方的成人肝移植最常见的适应证是慢性丙型肝炎后肝硬化和酒精性肝硬化;在亚洲,乙型肝炎肝硬化则是最常见的肝移植适应证,先天性胆道闭锁和先天性代谢性疾病则是儿童肝移植的主要适应证。目前,肝移植已经成为各种病因导致的急、慢性肝衰竭的标准治疗方案之一,虽然其术后生存率与原发病有关,但随着术后医学技术的发展,多数移植患者都具有较好的生活质量。

对于肝移植术后免疫抑制剂的选择和治疗,国内外各移植中心的用法各不相同,但近年多采用三联免疫抑制方案治疗,即以钙调磷酸酶抑制药(CNI)为主,联合抗增殖药物和糖皮质激素,利用药物之间的协同和相加作用,减少单个药物的用量,提高抗排斥反应的药理效应,降低药物的毒副作用,延长移植肝的存活时间。在上述用药方案中,CNI 以他克莫司为主,抗增殖药物以吗替麦考酚酯为应用代表,而糖皮质激素的应用则逐步减少,某些移植中心成功地采用激素撤除方案或者激素回避方案。

肝移植术后的免疫抑制治疗方案有以下几种:

（一）二联免疫抑制方案

1. 静脉持续维持给予环孢素 2.5mg/kg；或口服环孢素 5mg/kg，每 12 小时 1 次；或口服他克莫司 0.05~0.1mg/kg，每 12 小时 1 次。肝移植术后前 4 周，全血环孢素稳态血药浓度谷值维持在 250~350ng/ml，稳态血药浓度峰值维持在 800~1 200ng/ml；他克莫司的血药浓度维持在 5~10ng/ml。

2. 激素递减方案　详见表 3-1。

表 3-1　二联免疫抑制方案的激素递减方案

时间	激素的用法用量
手术当天（d0）	甲泼尼龙 1 000mg i.v. st.
术后第 1 天（d1）	甲泼尼龙 60mg i.v. q.d.
术后第 2 天（d2）	甲泼尼龙 50mg i.v. q.d.
术后第 3 天（d3）	甲泼尼龙 40mg i.v. q.d.
术后第 4 天（d4）	甲泼尼龙 30mg i.v. q.d.
术后第 5 天（d5）	甲泼尼龙 20mg i.v. q.d.
术后第 6 天（d6）	泼尼松 20mg p.o. q.d.
或	
术后第 1 天（d1）	甲泼尼龙 100mg i.v. q.d.
术后第 2 天（d2）	甲泼尼龙 80mg i.v. q.d.
术后第 3 天（d3）	甲泼尼龙 60mg i.v. q.d.
术后第 4 天（d4）	甲泼尼龙 40mg i.v. q.d.
术后第 5 天（d5）	甲泼尼龙 20mg i.v. q.d.
术后第 6 天（d6）	泼尼松 20mg p.o. q.d.

（二）三联免疫抑制方案

1. 可以使用与二联免疫抑制方案相同的环孢素或他克莫司给药剂量，即静脉持续维持给予环孢素 2.5mg/kg；或口服环孢素 5mg/kg，每 12 小时 1 次；或口服他克莫司 0.05~0.1mg/kg，每 12 小时 1 次。肝移植术后前 4 周，全血环孢素稳态血药浓度谷值维持在 250~350ng/ml，稳态血药浓度峰值维持在 800~1 200ng/ml；他克莫司的血药浓度维持在 5~10ng/ml。由于在此方案中加入吗替麦考酚酯，因此也可减少环孢素或他克莫司约一半的给药剂量，即静脉持续维持给予环孢素 1.25mg/kg；或口服环孢素 2.5mg/kg，每 12 小时 1 次；

或口服他克莫司 0.03~0.05g/kg，每 12 小时 1 次。肝移植术后前 4 周，全血环孢素稳态血药浓度谷值维持在 150~250ng/ml，他克莫司的血药浓度仍维持在 5~10ng/ml。

2. 激素递减方案　详见表 3-2。

表 3-2　三联免疫抑制方案的激素递减方案

时间	激素的用法用量
手术当天（d0）	甲泼尼龙 1 000mg i.v. st.
术后第 1 天（d1）	甲泼尼龙 50mg i.v. q.6h.
术后第 2 天（d2）	甲泼尼龙 40mg i.v. q.6h.
术后第 3 天（d3）	甲泼尼龙 30mg i.v. q.6h.
术后第 4 天（d4）	甲泼尼龙 20mg i.v. q.6h.
术后第 5 天（d5）	甲泼尼龙 20mg i.v. q.12h.
术后第 6 天（d6）	甲泼尼龙 20mg i.v. q.d.
术后第 7 天（d7）	泼尼松 20mg p.o. q.d.

3. 口服硫唑嘌呤 1~2mg/（kg·d）或吗替麦考酚酯日剂量 1~1.5g，分 2 次服用。吗替麦考酚酯没有明显的肝肾毒性，骨髓抑制作用较轻，不引起高血压和糖尿病，其吸收不受食物影响，在临床上已基本替代硫唑嘌呤。有研究显示，使用吗替麦考酚酯代替硫唑嘌呤可有效降低急性排斥反应的发生率，并具有更好的耐受性。

（三）四联免疫抑制方案

由于抗淋巴细胞球蛋白有较好的免疫抑制作用，可将该药物联合用于三联免疫抑制方案中，即抗淋巴细胞球蛋白 +CNI+ 吗替麦考酚酯 + 糖皮质激素，包括抗淋巴细胞球蛋白和环孢素序贯用药和同时用药 2 种方法。该药物主要用于移植后器官功能延迟恢复者或接受配型较差的器官及冷缺血时间较长的器官的患者。近年来，抗 IL-2 受体的单克隆抗体如巴利昔单抗或抗 Tac 单抗越来越多地用于肝移植前的免疫诱导方案中。

有研究显示，肝移植术后使用他克莫司组的 1 年死亡率、移植肝生存率、排斥反应发生率、耐激素排斥反应率和药物顺应性方面均优于环孢素组，而在慢性肾衰竭、淋巴细胞增生症发生率方面无明显差异，但他克莫司组的新发糖尿病发生率较高。

目前尚无适用于所有肝移植受者的标准的基础免疫抑制方案,免疫抑制方案的实施也需要个体化。不同类型的受体需选择不同的方案,在选择某一种免疫抑制方案后,也可能由于受体出现并发症或毒副作用而需要随时调整用药方案。由于个体差异,对于每个患者,药物应用的剂量也相差较大,需要通过血药浓度监测来调整免疫抑制剂的给药剂量。

对于急性排斥反应,根据病变程度的不同,通过调整基础免疫抑制剂的强度或静脉应用糖皮质激素,一般可得到满意的控制。15%~20% 的急性排斥反应对激素治疗无效,需接受单克隆抗体等其他药物治疗,预后较差。目前使用的治疗方案有:①提高他克莫司的浓度,他克莫司对大多数难治性排斥反应均有效,一些基础免疫抑制方案中采用环孢素的患者可考虑将环孢素转换为他克莫司来逆转排斥反应。②如果加大他克莫司的用量仍不能使肝功能恢复正常,则需考虑大剂量糖皮质激素冲击治疗。即甲泼尼龙 500mg/d 连续使用 3 天;或甲泼尼龙 1 000mg/d,第 2 天后 200mg/d,每天递减 40mg,然后 40mg/d 维持。使用该方案的 70%~80% 的患者,移植肝的功能可以得到改善。如果上述方案不能有效控制排斥反应,则可再次使用大剂量激素冲击治疗。③当激素冲击无效时,可加用鼠源 CD3 单克隆抗体 5mg/d 静脉滴注 10~14 天,对急性排斥反应的逆转率达 70%~100%。④如考虑为体液性免疫排斥反应,可以应用血浆置换和抗 CD20 抗体。

对于慢性排斥反应,可应用 ATG 或鼠源 CD3 单克隆抗体治疗 10 天。若治疗无效,可使用第 2 次静脉激素冲击,或将以环孢素为主的免疫抑制方案调整为他克莫司,也可将以他克莫司为主的免疫抑制方案调整为环孢素。

(四)药学监护要点

1. 治疗开始前的药学评估 在免疫抑制治疗开始前,药师应该询问患者以下问题:

(1)是否有肾脏疾病、消化性溃疡、骨质疏松、电解质紊乱、心血管疾病、呼吸系统疾病、肿瘤等疾病。

(2)是否正在使用其他化学药物、中草药或营养补剂。

(3)是否有药物、食物或其他物质过敏史。

(4)是否吸烟、饮酒或营养不良。

2. 治疗中的药学监护 在肝移植后使用免疫抑制剂的药学监护中应注意以下几点:有无出现各种类型的排斥反应;有无出现免疫抑制剂相关的药物不良反应;有无出现因免疫抑制过度导致的各种类型的感染。

（1）急性排斥反应多发生在移植后的 5~30 天，而术后 1 周则是发生急性排斥反应的高峰期。但随着临床免疫抑制剂及激素类药物的广泛使用，早期及轻度急性排斥者常无明显的临床症状，较严重者可出现发热、肝功能异常并可伴有局部疼痛，引流胆汁的性状变稀薄且流量减少。此外，各项肝功能检查均表现异常，外周血白细胞及嗜酸性粒细胞增多，免疫学检查示白细胞介素、白细胞介素受体、淀粉样蛋白、肿瘤坏死因子等均增加。但确诊需肝活检。

（2）慢性排斥反应依靠肝活检确诊，若在活检标本中同时见到闭塞性脉管炎及胆管减少 2 种病变，可明确诊断为慢性排斥反应，但须结合临床排除药物中毒、巨细胞病毒（CMV）感染等其他原因导致的胆管损伤。若患者有反复发作的急性排斥反应或长期肝功能障碍，而抗排斥治疗又无效时，有助于支持诊断慢性排斥反应。慢性排斥反应的主要临床表现是进行性胆汁淤积所致的肝功能持续异常，尤其以黄疸、碱性磷酸酶（AKP）、血清 γ- 谷氨酰转肽酶（γ-GTP）的增高为突出。

（3）对于上述排斥反应，可予以调整基础免疫抑制剂的强度、静脉应用糖皮质激素冲击治疗或使用单克隆抗体药物等方案进行治疗，疗效评价主要包括发热缓解、疼痛消失、引流液的性状趋于正常、肝功能和免疫学指标好转等。

（4）药师需注意，免疫抑制剂本身的药物不良反应多数与器官功能相关。因此，药师应通过观察患者的临床表现和检查指标来评估药物不良反应发生的可能性，及时采取有效措施避免影响或延误治疗。口服免疫抑制剂后，常有患者出现腹痛、腹泻、便秘、消化不良、恶心、呕吐等症状，但症状相对较轻，此时应与排斥反应相鉴别，并评估药物本身对氨基转移酶、血肌酐、血常规（尤其是中性粒细胞计数）的影响，也应与上述排斥反应的实验室检查变化相鉴别。在使用激素的患者中，应考虑激素带来的胃黏膜损害及骨质疏松的风险，常需使用质子泵抑制剂、维生素 D 及钙剂进行预防，药师需充分关注上述合并用药对免疫抑制剂的体内过程的影响。

3. 治疗后的药学监护　在肝移植术后的药学监护，主要包括以下几点：

（1）建立患者药历，记录患者的一般信息、诊断、现病史、既往病史、家族史、患者术前术后的主要病理及生理指标、药物过敏史、用药史、药物不良反应及药物相互作用发生情况及处理方式、TDM 记录、会诊、药物应用分析及评价等。

（2）针对免疫抑制剂用药情况，对患者开展用药教育，宣传合理用药知识，尤其是服药时间、用法用量、联合用药、可能出现的药物不良反应、药物的保管知识等。加强药学查房、医嘱审核，对处方及医嘱提出合理化建议。

（3）充分利用 TDM 及药物代谢基因检测结果，结合患者实际状况，对免疫抑制剂的用量提出个体化建议。

（4）关注患者的血压、血糖、血脂及尿酸水平变化情况，监护上述疾病用药与免疫抑制剂的相互作用。

（5）患者术后的各种类型感染常与免疫抑制强度过大有关，此时应评估患者感染的严重程度，留取标本培养，明确感染的病原体，有针对性地予以抗菌药或抗病毒药治疗。与此同时，应复查免疫抑制剂的血药浓度，及时减少 CNI 及抗增殖药物的给药剂量，必要时可停用抗增殖药物，待感染控制后视患者的病情酌情增加上述药物的给药剂量。

4. 对患者进行用药教育的目的在于帮助其正确认识疾病的治疗，并提高用药依从性。内容包括：

（1）抗排斥药是器官移植绝对不可缺少的药品，为维持器官功能及减少药物不良反应，请确实遵从医嘱服药并密切注意身体的异样。

（2）每天服药时间固定，未经医师许可切勿擅自停药或更改剂量。

（3）忘记服药时无须惊慌，在想起时应立即服药。若已接近下一次服药的时间，则只需服用下一次剂量，不可同时服用双倍药量。但请记录忘记服药的时间或次数，供医师参考，以利于评估疗效或检验报告结果。如果忘记 2 次剂量以上，一定要与医师联络。

（4）服用抗排斥药会引起抵抗力减弱，应避免与有传染病的人接触；保持伤口清洁，注意个人卫生（尤其是口腔、牙齿、皮肤、头发及手）；如有类似于感冒、感染的症状如发热、咽痛、发冷、尿频、腹痛、头痛、全身不适、无力等，请立即与医师联络。

（5）药物请放于阴凉、干燥、儿童无法拿到处，不可放于冰箱，绝对不可以让任何人服用免疫抑制剂。

（6）如果看其他科医师（非移植医师），记得告知医师或药师目前正在服用的抗排斥药，以避免药物相互作用。

（7）确定有足够的药量，特别是要外出旅行或远行时。

（8）随身携带用药卡片，上面应记录姓名、移植的器官、使用的药品及剂量、使用时间、医师姓名及电话号码。

（9）定期来医院随访及抽血，检查血药浓度，出院后的药物使用剂量、次数、用法应依照医师或药师的指示。

二、肾　移　植

自美国哈佛大学 Merril 和 Murray 博士的移植小组于 1954 年成功完成首例同卵双生子之间的活体肾移植以来，肾移植经历了探索、发展和逐渐成熟的过程。如今，肾移植已被确认为治疗各种终末期肾病（ESRD）的最佳治疗方法，成为各种器官移植中开展最多、成功率最高的器官移植，且已是临床的常规手术。但肾移植术后患者需终身服用免疫抑制剂，其心血管、消化、血液等系统出现内科问题的概率高于普通人群。因此，临床上应注意个体化处理肾移植患者出现的问题。

各种因素导致的慢性肾功能不全是肾移植的主要原因。随着手术技术的成熟和新型免疫抑制剂的应用，肾移植的近期存活率得到显著提高，国内大中心的 1 年移植肾存活率已普遍超过 95%。但是肾移植的远期存活情况仍然不容乐观，移植后期受者的排斥反应和免疫抑制治疗仍是临床面临的重要问题。

与肝移植相似，对于肾移植术后免疫抑制剂的选择和治疗，国内外各移植中心的用法各不相同，但多采用免疫诱导加三联免疫抑制方案，即以白细胞介素 -2 受体拮抗剂为免疫诱导，术后以钙调磷酸酶抑制药（CNI）为主，联合抗增殖药物和糖皮质激素，利用药物之间的协同和相加作用，减少单个药物的用量，提高抗排斥反应的药理效应，降低药物的毒副作用，延长移植肾的存活时间。在上述用药方案中，CNI 以环孢素和他克莫司为主，抗增殖药物以吗替麦考酚酯和麦考酚钠为应用代表，而糖皮质激素的应用则逐步减少，某些移植中心成功地采用激素撤除方案或者激素回避方案。

1. 改善全球肾脏病预后组织（KDIGO）指南建议，除受者和供者是同卵双生外，所有肾移植受者都需要接受诱导治疗以预防排斥反应。目前的诱导治疗方案是在移植术前、术中或术后立即给予白细胞介素 -2 受体拮抗剂）或淋巴细胞清除性抗体，首选巴利昔单抗，用药方案为于移植术前 2 小时内给予首次 20mg，第 2 次 20mg 于移植术后 4 天给予。对排斥反应风险较高的肾移植受者，可使用淋巴细胞清除性抗体（如抗胸腺细胞球蛋白 ATG）进行诱导治疗。

2. 免疫抑制维持治疗是一个长期的治疗方案，在移植术前或术中即开始启动。初始治疗用药可与诱导治疗用药合并或不合并使用。起始方案普遍使用联合药物治疗以达到充分的免疫抑制疗效,同时降低单个药物的毒性。由于急性排斥反应风险在移植术后 3 个月内最高,所以在这一时间段内应给予充足的剂量,待移植肾功能稳定后再逐渐减量以降低药物毒性。国内外普遍采用 CNI 联合 1 种抗增殖药物加糖皮质激素的三联免疫抑制方案作为维持治疗的初始方案。在方案中,联合使用霉酚酸可降低 CNI 的用量,继而减少后者可能引发的肾损伤作用,并且不增加早期排斥反应的发生率。

选择他克莫司作为 CNI 用药方案,其初始剂量应为 0.05~0.25mg/(kg·d),分 2 次口服,维持治疗根据血药浓度调整剂量;若选择环孢素作为 CNI 用药方案,则其使用剂量为 6~8mg/(kg·d),分 2 次口服,根据血药浓度调整剂量。吗替麦考酚酯应在肾移植术前 12 小时或移植术后 24 小时内开始口服,剂量一般为一次 0.5~1.0g,一日 2 次,维持治疗根据临床表现或血药浓度调整剂量。麦考酚钠肠溶片的推荐起始剂量为一次 360~720mg,一日 2 次。肾移植术前巨细胞病毒感染高危受者,建议选择咪唑立宾作为抗增殖的二线用药,推荐剂量为 150~200mg/d。

3. 在免疫抑制剂的长期维持治疗中,最常用的免疫抑制维持治疗方案是以 CNI 为基础的三联免疫抑制方案,即环孢素或他克莫司联合 1 种抗增殖药物(如霉酚酸或麦考酚钠)加糖皮质激素。如肾移植术后未发生急性排斥反应,建议术后 2~4 个月采用低剂量的免疫抑制维持方案,在此方案中不建议停用 CNI。此外,西罗莫司也可纳入用药方案。

4. 肾移植后各类排斥反应的处理

(1)加速性排斥反应的发病机制尚不完全明确,目前认为以体液免疫为主,一般发生于术后 2~5 天,排斥反应的程度剧烈,病程进展快,移植肾功能迅速丧失,移植肾肿胀、压痛,常伴有体温突然升高、血尿、尿量减少或无尿、血压增高等,并出现乏力、腹胀、恶心等症状,严重时移植肾破裂出血。B 超多提示移植肾供血不足,血管阻力指数增加,移植肾体积明显增大。通过肾脏穿刺活检可明确诊断。

该类型的排斥反应的治疗较为困难,一般选择大剂量甲泼尼龙冲击,0.5~1.0g/d 静脉滴注,疗程为 3~5 天;如效果不佳,可改用 ATG 或鼠源 CD3 单克隆抗体等抗淋巴细胞抗体治疗,也有学者建议直接采用抗淋巴细胞抗体进行治疗。具体用法见表 3-3。

表3-3 常用抗体制剂的使用方法

商品名	成分	剂量	疗程	使用方法
即复宁	兔抗人胸腺细胞免疫球蛋白	1.5~5.0mg/(kg·d)	7~14天	缓慢静脉滴注(>4小时),1次/d
ATG	抗人胸腺淋巴细胞球蛋白	15mg/(kg·d)	一般为7~14天,可以延长使用至3~4周	静脉滴注,1次/d
OKT3	鼠源性抗CD3单克隆抗体	5mg/d	10~14天	静脉滴注,1次/d

(2)急性排斥反应是肾移植后1年内最常见的并发症,是导致慢性排斥反应和移植肾功能丢失的最重要的危险因素,是影响肾移植受者生存的主要因素之一。受者出现血清肌酐水平上升,在排除导致移植肾功能丢失的其他因素后,就要考虑急性排斥反应。一旦出现急性排斥反应就需及早给予抗排斥反应治疗,否则将发展为不可逆性的移植肾损害。免疫抑制治疗是预防急性排斥反应的主要措施。选择不良反应小、特异性高、作用较强的免疫抑制方案以减少急性排斥反应是提高移植成功率的重要环节。若急性排斥反应能够得到及时的诊断和治疗,多数可逆转。

急性排斥反应的主要临床症状是发热,尿量减少,体重增加,移植肾肿胀、质硬、压痛以及血压增高,伴有不同程度的乏力、腹胀、头痛、心动过速、食欲减退、情绪变化等,严重时出现移植肾破裂、出血。实验室检查示血肌酐升高、尿蛋白和尿红细胞增多、中性粒细胞水平增多、血细胞比容下降、红细胞聚集增加、CD4与CD8比值常大于1.2。B超提示移植肾肿大、皮髓质不清、阻力系数增加等。肾穿刺活检可明确诊断。

急性排斥反应的治疗中推荐使用糖皮质激素冲击作为初始用药。常选择甲泼尼龙,0.5~1.0g/d,静脉滴注3~5天。对于激素冲击治疗效果不佳或复发的急性细胞性排斥反应,建议使用淋巴细胞清除性抗体或者抗T细胞抗体鼠源CD3单克隆抗体。但使用鼠源CD3单克隆抗体时应注意,该药物有可能导致过敏反应发生,应用时应缓慢给药,且用药前应使用地塞米松5~10mg或苯海拉明50mg或异丙嗪25mg预防“细胞因子释放综合征”引起的发热、寒战、皮疹、粒细胞和血小板减少、呼吸困难等症状,且在抗体治疗过程中减少CNI剂量的1/3~1/2,必要时可停用CNI。发生急性排斥反应的受者,如未使用MPA类药物,则建议加用MPA类药物。正在使用硫唑嘌呤者建议换用MPA

类药物。

（3）慢性排斥反应是影响移植肾长期存活的主要因素。在临床上表现为移植肾功能渐进性下降的移植肾病变，主要是肾间质纤维化和肾小管萎缩，其他可能出现的临床症状包括亚临床排斥反应、移植肾肾小球病或移植肾血管病变。其发病因素包括高血压、CNI 的药物毒性、慢性抗体介导性排斥反应等。有 CNI 毒性反应的组织学证据的受者，建议减量、撤除或替代 CNI。在严格评估下，可考虑使用哺乳动物雷帕霉素靶蛋白抑制剂如西罗莫司替代 CNI。

（4）移植受者个体存在年龄、体重、胃肠道等功能差异，并受遗传因素、环境因素和药物间相互作用等诸多因素的影响，所以药物在受者体内的代谢过程差异较大。因此，定期进行免疫抑制剂的血药浓度监测，优化给药剂量，确保有效预防排斥反应，对于移植受者具有十分重要的意义。在环孢素 + MPA+ 激素的三联免疫抑制方案中的环孢素的稳态血药浓度谷值参考值为术后 1 个月内 200~350ng/ml，1~3 个月 150~300ng/ml，3~12 个月 100~250ng/ml，1 年以上大于 50ng/ml；环孢素的稳态血药浓度峰值参考值为术后 1 个月内 1 000~1 500ng/ml，1~3 个月 800~1 200ng/ml，3~12 个月 600~1 000ng/ml，1 年以上大于 400ng/ml。在他克莫司 +MPA 类药物 + 激素的三联免疫抑制方案中，他克莫司的目标稳态血药浓度谷值参考值为术后 1 个月内 10~15ng/ml，1~3 个月 8~15ng/ml，3~12 个月 5~12ng/ml，1 年以上 5~10ng/ml。如情况允许，应监测西罗莫司的血药浓度和霉酚酸的血药浓度或 AUC，以评估治疗效果和药物不良反应风险。

5. 药学监护要点

（1）治疗开始前的药学评估：在免疫抑制治疗开始前，药师应该询问患者①是否有肝脏疾病、消化性溃疡、骨质疏松、电解质紊乱、心血管疾病、呼吸系统疾病、肿瘤等疾病；②是否正在使用其他化学药物、中草药或营养补剂；③是否有药物、食物或其他物质过敏史；④是否吸烟、饮酒或营养不良。

（2）治疗中的药学监护：在肾移植后使用免疫抑制剂的药学监护中，应注意有无出现各种类型的排斥反应、有无出现免疫抑制剂相关的药物不良反应、有无出现因免疫抑制过度导致的各种类型的感染。

1）对于上述排斥反应，可予以调整基础免疫抑制剂的强度、静脉应用糖皮质激素冲击治疗或使用单克隆抗体药物等方案进行治疗，疗效评价主要包括发热缓解、疼痛消失、尿量增加、移植肾功能和免疫学指标好转等。

2）药师需注意，免疫抑制剂本身的药物不良反应多数与器官功能相关。因此，药师应通过观察患者的临床表现和检查指标来评估药物不良反应发生的可能性，及时采取有效措施避免影响或延误治疗。口服免疫抑制剂后，常有患者出现腹痛、腹泻、便秘、消化不良、恶心、呕吐等症状，但症状相对较轻，此时应与排斥反应相鉴别，并评估药物本身对氨基转移酶、血肌酐、血常规（尤其是中性粒细胞计数）的影响，也应与上述排斥反应的实验室检查变化相鉴别。在使用激素的患者中，应考虑激素带来的胃黏膜损害及骨质疏松的风险，常需使用质子泵抑制剂、维生素 D 及钙剂进行预防，药师需充分关注上述合并用药对免疫抑制剂的体内过程的影响。

（3）治疗后的药学监护　在肾移植术后的药学监护，主要包括以下几点：

1）建立患者药历，记录患者的一般信息、诊断、现病史、既往病史、家族史、患者术前术后的主要病理及生理指标、药物过敏史、用药史、药物不良反应及药物相互作用发生情况及处理方式、TDM 记录、会诊、药物应用分析及评价等。

2）针对免疫抑制剂用药情况，对患者开展用药教育，宣传合理用药知识，尤其是服药时间、用法用量、联合用药、可能出现的药物不良反应、药物的保管知识等。加强药学查房、医嘱审核，对处方及医嘱提出合理化建议。

3）充分利用 TDM 及药物代谢基因检测结果，结合患者实际状况，对免疫抑制剂的用量提出个体化建议。

4）关注患者的血压、血糖、血脂及尿酸水平变化情况，监护上述疾病用药与免疫抑制剂的相互作用。

5）患者术后的各种类型的感染常与免疫抑制强度过大有关，此时应评估患者感染的严重程度，留取标本培养，明确感染的病原体，有针对性地予以抗菌药或抗病毒药治疗。与此同时，应复查免疫抑制剂的血药浓度，及时减少CNI 及抗增殖药物的给药剂量，必要时可停用抗增殖药物，待感染控制后视患者的病情酌情增加上述药物的给药剂量。

（4）对患者进行用药教育的目的在于帮助其正确认识疾病的治疗，并提高用药依从性。内容包括：

1）抗排斥药是器官移植绝对不可缺少的药品，为维持器官功能及减少药物不良反应，请确实遵从医嘱服药并密切注意身体的异样。

2）每天服药时间固定，未经医师许可切勿擅自停药或更改剂量。

3)忘记服药时无须惊慌,在想起时应立即服药。若已接近下一次服药的时间,则只需服用下一次剂量,不可同时服用双倍药量。但请记录忘记服药的时间或次数,供医师参考,以于利评估疗效或检验报告结果。如果忘记2次剂量以上,一定要与医师联络。

4)服用抗排斥药会引起抵抗力减弱,应避免与有传染病的人接触;保持伤口清洁,注意个人卫生(尤其是口腔、牙齿、皮肤、头发及手);如有类似于感冒、感染的症状如发热、咽痛、发冷、尿频、腹痛、头痛、全身不适、无力等,请立即与医师联络。

5)有下列现象立即与医师联络:小便减少、水肿(尤其是脚、小腿、脚踝、手)、体重增加、发热、头痛、全身不适、无力等。

6)药物请放于阴凉、干燥、儿童无法拿到处,不可放于冰箱,绝对不可以让任何非患者服用免疫抑制剂。

7)如果看其他科医师(非移植医师),记得告知医师或药师目前正在服用的抗排斥药,以避免药物相互作用。

8)确定有足够的药量,特别是要外出旅行或远行时。

9)随身携带用药卡片,上面应记录姓名、移植的器官、使用的药品及剂量、使用时间、医师姓名及电话号码。

10)定期来医院随访及抽血,检查血药浓度,出院后的药物使用剂量、次数、用法应依照医师或药师的指示。

第二节　原发性肾小球疾病

一、疾 病 特 点

原发性肾小球疾病是指各种病因引起双侧肾脏弥漫性或局灶性肾小球病变,可表现为不同的病理类型,其原发病变在肾小球,并排除继发于全身疾病的肾小球损伤及遗传性疾病。原发性肾小球疾病多数病因不明,除少数急性肾小球疾病(一般为急性肾小球肾炎和急进性肾炎)外,多起病隐匿,早期常无明显的自觉症状,病程呈慢性进展,是导致慢性肾衰竭的最常见的病因之一。

在原发性肾小球疾病的基础上,若患者出现以大量蛋白尿(> 3.5g/d)、低白蛋白血症(血浆白蛋白 < 30g/L)以及不同程度的水肿、高脂血症为主要特

征的症候群，则称为肾病综合征（nephrotic syndrome，NS）。正确使用免疫抑制剂治疗是提高疗效、减少不良反应的关键环节。

导致中国成人原发性肾小球疾病及进展为肾病综合征的常见病理类型包括微小病变型肾病（minimal change nephrosis）、局灶性节段性肾小球硬化症（focal segmental glomerulosclerosis，FSGS）、IgA 肾病（IgA nephropathy，IgAN）、膜性肾病（membranous nephropathy，MN）和膜增生性肾小球肾炎（membranoproliferative glomerulonephritis，MPGN）等。

二、免疫抑制治疗的目的与基本原则

（一）免疫抑制治疗的目的

免疫抑制治疗的主要目的是诱导期尽快获得缓解，并在维持期以最小剂量的糖皮质激素或免疫抑制剂维持完全缓解或部分缓解，减少复发和感染等并发症。治疗目的包括：①尽快获得完全或部分缓解；②减少复发和并发症，改善患者的长期预后；③保护肾功能，减少或延缓 ESRD 的发生。

（二）免疫抑制治疗的基本原则

1. 使用糖皮质激素及免疫抑制剂前，必须注意排除患者可能存在的活动性感染（特别是活动性肝炎、结核）、肿瘤等情况；治疗效果不佳或反复发作的患者，应首先积极寻找可能的诱因，包括潜在的隐性感染、血栓栓塞、严重的水肿、用药不当等。

2. 使用糖皮质激素应遵循"足量、缓慢减量、长期维持"的原则。

（1）起始剂量要足：泼尼松 [1.0mg/（kg·d）] 顿服（最大剂量为 60mg/d），连用 6~8 周，部分患者可根据病理类型延长至 12 周。目前常用的糖皮质激素是泼尼松，肝功能损害者可选用口服等效剂量的泼尼松龙或静脉滴注甲泼尼龙。

（2）缓慢减量：每 1~2 周减去原用量的 10%；当减至 20mg 左右时病情易复发，需要注意观察，并尽量避免感冒、劳累等诱因；对已多次复发的患者，可以降低药物减量速度或加用免疫抑制剂。

（3）小剂量维持治疗：常复发的患者在完全缓解 2 周或完成 8 周大剂量疗程后开始逐渐减量，当减至低剂量时 [0.4~0.5mg/（kg·d）]，可将 2 日剂量的激素隔日 1 次顿服，一般完全缓解后，至少维持治疗 3~6 个月。

3. 根据患者的具体情况，制订个体化的免疫抑制治疗方案。对于糖皮质激素敏感的患者,应力争达到完全缓解;对于糖皮质激素减量过程中复发的患者,需排除可能的诱因,重新给予一个有效剂量诱导缓解,然后缓慢减量;对于糖皮质激素抵抗、依赖以及频繁复发的患者,则应及时联合免疫抑制剂;对于单用糖皮质激素疗效差的病理类型(如 MN 等),应在开始治疗时即联合免疫抑制剂以改善患者的远期预后;对于治疗效果不理想的病理类型(如 MPGN 等),或年老体弱的患者,治疗目标应以延缓肾损害进展为主,不宜盲目追求临床缓解,避免过度免疫抑制治疗。

三、药物治疗方案和药物选择

(一)微小病变型肾病

糖皮质激素作为初发微小病变型肾病患者的初始治疗,建议泼尼松 1mg/(kg·d)顿服(最大剂量为 60mg/d),维持 6~8 周。达到缓解后,糖皮质激素在 6 个月内缓慢减量。微小病变型肾病患者的完全缓解率高(成人的完全缓解率高达 80%),但复发率亦高。①使用糖皮质激有相对禁忌证或不能耐受大剂量糖皮质激素的患者(如伴有股骨头坏死、精神疾病、严重的骨质疏松等):可单用 CNI 并密切观察。②对非频繁复发的患者:复发时建议采用与初发微小病变型肾病相同的治疗方案,效果欠佳者加用免疫抑制剂。③难治性微小病变型肾病患者:成人难治性微小病变型肾病包括激素抵抗型、频繁复发型、激素依赖型微小病变型肾病。建议加用口服或静脉注射环磷酰胺 200mg,隔日用药,达到累积剂量(6~8g)。与单用糖皮质激素相比,环磷酰胺(CTX)可更持久地维持缓解,但应注意其相关的不良反应。使用 CTX 后复发和希望保留生育能力的患者,建议使用 CNI 1~2 年 [他克莫司 0.05~0.10mg/(kg·d)或环孢素 3.0mg/(kg·d)起始,分 2 次口服,间隔 12 小时],后根据血药浓度调整剂量。监测血药浓度,他克莫司为 5~10ng/ml,环孢素为 100~150ng/ml,待有效后逐渐减量至低剂量维持。建议 CNI 与小剂量糖皮质激素 [泼尼松 0.4~0.5mg/(kg·d)] 联合用药,也有研究提示单用 CNI 可能有效。有研究提示,对于激素依赖或抵抗者,CNI 较 CTX 可更快达到缓解并有可能获得更高的完全缓解率,但复发率较高。若对上述治疗不耐受或效果不佳,可用糖皮质激素加吗替麦考酚酯(MMF)治疗。MMF 的剂量为单次剂量 0.5~1.0g,一日 2 次口服。

(二)局灶性节段性肾小球硬化症

表现为肾病综合征的 FSGS 患者,其初始治疗可使用糖皮质激素,如泼尼松 1mg/(kg·d),晨起顿服(最大剂量为 60mg/d)。初始大剂量糖皮质激素使用至少 8 周，如能耐受，最长可使用至 12 周。达到完全缓解后，糖皮质激素在 6 个月内缓慢减量。①非频繁复发的患者：复发时建议采用初发 FSGS 相同的治疗方案。②难治性 FSGS 患者：成人难治性 FSGS 包括糖皮质激素抵抗型、频繁复发型、糖皮质激素依赖型 FSGS。建议糖皮质激素联合口服或静脉 CTX 200mg，隔日用药，达到累积剂量（6~8g）。使用 CTX 后复发和希望保留生育能力的患者，建议使用 CNI，具体用法同难治性微小病变型肾病。若对上述治疗不耐受或效果不佳，可用糖皮质激素加 MMF 治疗。MMF 的剂量为单次剂量 0.5~1.0g，一日 2 次口服。

（三）IgA 肾病

表现为肾病综合征的 IgA 肾病患者主要采用激素治疗，具体方案同微小病变型肾病。

（四）特发性膜性肾病

表现为肾病综合征的特发性膜性肾病（idiopathic membranous nephropathy，IMN）患者保守治疗无效，通常单用糖皮质激素的效果不佳，需同时联用免疫抑制剂。方案一：糖皮质激素 + 烷化剂。根据我国患者的用药情况，建议采用糖皮质激素 + 静脉注射或口服 CTX 方案。CTX 200mg，隔日静脉用药，达到累积剂量（6~8g）。如果患者没有明显缓解，可考虑其他免疫抑制剂。方案二：糖皮质激素 +CNI。CNI 的具体用法同难治性微小病变型肾病，建议从最低推荐剂量起始，逐渐增加剂量以避免急性肾毒性。初始治疗期间应密切监测 CNI 的血药浓度，稳态血药浓度谷值控制在他克莫司为 5~10ng/ml、环孢素为 100~150ng/ml。

（五）膜增生性肾小球肾炎

该型患者的免疫抑制治疗效果总体不佳。方案一：糖皮质激素 +CTX，可获得一定的缓解率，早期复发率较高；方案二：糖皮质激素 +MMF，可降低蛋白尿，并有可能保护肾功能。

（六）狼疮肾炎（LN）

1. Ⅲ、Ⅳ、Ⅴ型（包括Ⅴ + Ⅳ、Ⅴ + Ⅲ）NS 诱导期治疗方案

（1）糖皮质激素 +CTX（NIH 方案和 Euro-Lupus 方案）：按体表面积计算给药量，静脉注射 CTX 每次 $0.5 \sim 1 g/m^2$，每月 1 次，持续 6 个月（NIH 方案）；或静脉注射 CTX 每次 500mg，每 2 周 1 次，共 3 个月（Euro-Lupus 方案）。

（2）糖皮质激素 +MMF：MMF 的使用剂量为 1~2g/d，共 6 个月，然后逐渐减量，维持 6 个月或 6 个月以上的缓解率与 CTX 的静脉给药方案相似或更优，安全性更好，白细胞减少、闭经等的发生率更低。

（3）糖皮质激素 +CNI：CNI 的用法同前，稳态血药浓度谷值他克莫司为 5~10ng/ml、环孢素为 100~150ng/ml。上述治疗方案的缓解率与 CTX 静脉给药方案相似或更优。相对于糖皮质激素 +CTX 方案，起效快，可更快减少蛋白尿，升高人血白蛋白水平，同时安全性更好。

（4）糖皮质激素 + 他克莫司 +MMF：静脉注射泼尼松龙 0.5g/d，连续 3 天，继之口服泼尼松 0.5mg/（kg・d），连用 4 周，此后逐渐减量直至 10mg/d；MMF 1.0g/d；他克莫司的起始剂量为 0.05mg/（kg・d），后逐渐加量至目标血药浓度为 5~7ng/ml。对于 V + IV 型的完全缓解率优于 CTX 方案，耐受性好，安全性好。

2. III、IV、V 型（包括 V + IV、V + III）NS 维持期治疗方案

（1）低剂量糖皮质激素 + 硫唑嘌呤（AZA）：泼尼松 10mg/d，AZA 2mg/（kg・d）。缓解率显著优于 CTX 每 3 个月用药的维持治疗方案。

（2）低剂量糖皮质激素 +MMF：泼尼松 10mg/d，MMF 0.5~1.5g/d。长期预后（包括复发、血肌酐翻倍、ESRD、死亡等）与糖皮质激素 +AZA 方案相当或更优，白细胞减少、闭经的发生风险低于 AZA 方案。

（3）低剂量糖皮质激素 +CN：泼尼松 10mg/d；他克莫司和环孢素在诱导期 6 个月后可逐渐减量至最低维持剂量，维持 6 个月以上。长期预后（如复发率、肾功能等）与糖皮质激素 +AZA 方案相似或更优，白细胞减少症等的发生率明显低于 AZA 方案。中国患者狼疮肾炎维持治疗研究提示，应用低剂量他克莫司维持治疗的肾毒性发生率较低。

四、药学监护要点

（一）治疗开始前的药学评估

在免疫抑制治疗开始前，药师应该询问患者以下问题：

1. 是否有肝脏疾病、消化性溃疡、骨质疏松、电解质紊乱、心血管疾病、呼吸系统疾病、肿瘤等疾病。

2. 是否正在使用其他化学药物、中草药或营养补剂。

3. 是否有药物、食物或其他物质过敏史。

4. 是否吸烟、饮酒或营养不良。

（二）治疗中的药学监护

在肾脏病患者使用免疫抑制剂的药学监护中应注意以下几点：原发病有无缓解；有无出现免疫抑制剂相关的药物不良反应；有无出现因免疫抑制过

度导致的各种类型的感染。

1. 对于肾脏病，可按照本章节第三部分内容中的用药方案进行治疗，疗效评价主要包括尿常规中的红细胞和尿蛋白减少、血浆白蛋白水平增加、水肿消失、血脂水平下降、血压得到良好控制等。

2. 免疫抑制治疗的注意事项

（1）糖皮质激素的主要不良反应：包括诱发或加重感染、消化性溃疡、水钠潴留、高血压、精神症状、医源性皮质醇增多症、血糖升高、骨质疏松、股骨头无菌性坏死等。在治疗过程中应注意对其不良反应的观察和防治。

（2）烷化剂的主要不良反应：包括骨髓抑制、肝损害、出血性膀胱炎、胃肠道反应、感染、脱发及性腺损害等。用环磷酰胺（CTX）的当天多饮水、适当水化以及尽量上午用药可减少出血性膀胱炎的发生。常规在用药前及用药后的第1、3、7和14天监测血常规和肝功能，有助于及时发现和预防骨髓抑制及肝损害的发生。性腺损害常与CTX的累积剂量相关。

（3）钙调磷酸酶抑制药（CNI）的主要不良反应：环孢素的主要不良反应包括感染、肝肾毒性、高血压、手颤、高尿酸血症、多毛等。环孢素长期使用有导致肾小管萎缩、肾间质纤维化和小动脉性肾硬化症的风险，因此对于治疗前已有血肌酐升高和／或肾活检有明显的肾间质小管病变者应慎用。用药期间需密切监测血药浓度及肝肾功能。他克莫司的主要不良反应包括血糖升高、高血压、肾毒性等，用药期间需密切监测血药浓度、肾功能和血糖。

（4）吗替麦考酚酯（MMF）的主要不良反应：感染、胃肠道反应、骨髓抑制、肝损害等，用药期间应密切监测血常规、肝功能。

3. 加强患者教育，提高患者的依从性　肾病综合征的治疗为长期的过程，在诊治过程中应特别注意加强患者教育，指导患者不可随意增减糖皮质激素及免疫抑制剂的剂量，不可随意停药；并应按照医嘱定期复查血常规、血糖、肝肾功能；发生不良反应时应及时就医。长期应用激素和／或免疫抑制剂有引发机会性感染（结核、真菌、巨细胞病毒、卡氏肺孢菌等感染）的风险。免疫低下宿主肺炎是导致肾病综合征患者死亡的重要原因，需要定期随访、密切监视免疫功能，高度疑似患者需及时停用免疫抑制剂和适当减少激素的用量等。

对患者进行用药教育的目的在于帮助其正确认识疾病的治疗，并提高用药依从性。内容包括：

（1）免疫抑制剂是治疗肾脏病绝对不可缺少的药品，为维持器官功能及减少药物不良反应，请确实遵从医嘱服药并密切注意身体的异样。

（2）每天服药时间固定，未经医师许可切勿擅自停药或更改剂量。

（3）忘记服药时无须惊慌，在想起时应立即服药。若已接近下一次服药的时间，则只需服用下一次剂量，不可同时服用双倍药量。但请记录忘记服药的时间或次数，供医师参考，以利于评估疗效或检验报告结果。如果忘记2次剂量以上，一定要与医师联络。

（4）服用免疫抑制剂会引起抵抗力减弱，应避免与有传染病的人接触；保持伤口清洁，注意个人卫生（尤其是口腔、牙齿、皮肤、头发及手）；如有类似于感冒、感染的症状如发热、咽痛、发冷、尿频、腹痛、头痛、全身不适、无力等，请立即与医师联络。

（5）药物请放于阴凉、干燥、儿童无法拿到处，不可放于冰箱，绝对不可以让任何人服用免疫抑制剂。

（6）如果看其他科医师（非移植医师），记得告知医师或药师目前正在服用的抗排斥药，以避免药物相互作用。

（7）确定有足够的药量，特别是要外出旅行或远行时。

（8）定期来医院随访及抽血，检查血药浓度，出院后的药物使用剂量、次数、用法应依照医师或药师的指示。

第三节　风　湿　病

一、类风湿关节炎

（一）概述

类风湿关节炎（rheumatoid arthritis，RA）是一种病因不明的自身免疫病，多见于中年女性，在我国患病率为0.32%~0.36%，主要表现为对称性、慢性、进行性多关节炎。关节滑膜慢性炎症、增生，形成血管翳，侵犯关节软骨、软骨下骨、韧带和肌腱等，造成关节软骨、骨和关节囊破坏，最终导致关节畸形和功能丧失。

（二）临床表现

病情和病程有个体差异，从短暂、轻微的少关节炎到急剧进行性多关节炎。受累关节以近端指间关节、掌指关节、腕、肘、肩、膝和足趾关节最为多见；颈椎、颞颌关节、胸锁和肩锁关节也可受累，并伴活动受限；髋关节受累少见。关节炎常表现为对称性、持续性肿胀和压痛，晨僵常长达 1 小时以上。最为常见的关节畸形是腕和肘关节强直、掌指关节半脱位、手指向尺侧偏斜和呈"天鹅颈"样及钮孔状畸形。重症患者的关节呈纤维性或骨性强直，并因关节周围肌肉萎缩、痉挛失去关节功能，致使生活不能自理。除关节症状外，还可出现关节外或内脏损害，如类风湿结节，心、肺、肾、周围神经及眼等病变。

（三）治疗原则

RA 的治疗原则为早期、规范治疗，定期监测与随访。

（四）治疗目标

RA 的治疗目标是达到疾病缓解或低疾病活动度，即达标治疗，最终目的为控制病情、降低致残率、改善患者的生活质量（1B）。尽管 RA 无法根治，但通过达标治疗（treat-to-target）可有效缓解症状和控制病情。达标治疗指治疗达到临床缓解，即 28 个关节疾病活动度（DAS28）≤ 2.6，或临床疾病活动指数（CDAI）≤ 2.8，或简化疾病活动指数（SDAI）≤ 3.3。在无法达到以上标准时，可以以低疾病活动度作为治疗目标，即 DAS28 ≤ 3.2 或 CDAI ≤ 10 或 SDAI ≤ 11。

（五）治疗

1. 药物治疗　如果病情持续缓解 6 个月，糖皮质激素和非甾体抗炎药（NSAID）可以减量至停用。如果停用 NSAID、糖皮质激素及生物改善病情抗风湿药（bDMARD）后仍维持缓解 6~12 个月，医师同患者商讨后可以谨慎逐渐减用合成改善病情抗风湿药（cDMARD）。

（1）NSAID：这类药物是在类风湿关节炎中最常使用并且可能最为有效的辅助治疗，可以起到止痛、消炎的双重作用。NSAID 主要通过抑制环加氧酶（Cyclo-oxygenase，COX）活性，减少前列腺素合成而具有抗炎、止痛、退热及减轻关节肿胀的作用，是临床最常用的 RA 治疗药物，对缓解患者的关节肿痛、改善本身症状有重要作用。其主要不良反应包括胃肠道症状、肝和肾功能损害以及可能增加的心血管不良事件。使用时应注重 NSAID 的种类、剂量和剂型的个体化；尽可能用最低有效量、短疗程；一般先选用 1 种 NSAID。应用数日至 1 周无明显疗效时应加到足量。如仍然无效则再换用另一种制剂，避免同时服用 2 种或 2 种以上 NSAID；对有消化性溃疡病史者，宜用选择性 COX-2 抑制剂或其他 NSAID 加质子泵抑制剂；老年人可选用半衰期短或较小剂量的

NSAID；心血管高危人群应谨慎选用 NSAID，如需使用，建议选用对乙酰氨基酚或萘普生；肾功能不全者应慎用 NSAID；注意定期监测血常规和肝肾功能。研究表明，NSAID 没有改变病情、延缓 RA 进展的作用（1A）；非选择性 NSAID 和环加氧酶 -2（COX-2）抑制剂应该使用最低有效剂量，以及病情允许的最短时间；非选择性 NSAID 和 COX-2 抑制剂治疗前应评估胃肠道、心血管及肾功能。

NSAID 的外用制剂（如双氯芬酸二乙胺乳胶剂、辣椒碱乳膏、酮洛芬凝胶、吡罗昔康贴剂等）以及植物药膏剂等对缓解关节肿痛有一定作用，不良反应较少，应提倡在临床上使用。

（2）糖皮质激素：能迅速改善关节肿痛和全身症状。在重症 RA 伴有心、肺或神经系统等受累的患者可给予短效激素，其剂量依病情严重程度而定。不推荐口服糖皮质激素单药治疗 RA；为控制活动性 RA，口服糖皮质激素可以联合 cDMARD 使用；早期 RA 加用小剂量糖皮质激素（泼尼松 ≤ 7.5mg/d）可延缓影像学进展；在病情允许的情况下，糖皮质激素应使用最低剂量，并尽快减量。

针对关节病变，如需使用，通常小剂量激素泼尼松 ≤ 7.5mg/d 仅适用于少数 RA 患者。激素可用于以下几种情况：①伴有血管炎等关节外表现的重症 RA；②不能耐受 NSAID 的 RA 患者作为"桥梁"治疗；③其他治疗方法效果不佳的 RA 患者；④伴局部激素治疗指征（如关节腔内注射）。激素治疗 RA 的原则是小剂量、短疗程。使用激素必须同时应用改善病情抗风湿药（DMARD）。

（3）DMARD：DMARD 较 NSAID 发挥作用慢，临床症状的明显改善需 1~6 个月，故又称慢作用抗风湿药。这些药物不具备明显的止痛和抗炎作用，但可延缓疾病病情进展，对于 RA 患者，应强调早期应用 DMARD。

1）甲氨蝶呤（MTX）：是 RA 首选的 cDMARD，并被认为是"锚定药"；对不能耐受 MTX 者，可以接受其他 cDMARD 治疗，如来氟米特、柳氮磺吡啶、羟氯喹为一线选择药物，在一些亚太国家可以选用布西拉明、艾拉莫德、环孢素、硫唑嘌呤、注射金制剂或他克莫司。

使用 MTX 治疗前应进行全血细胞分析及肝肾功能、病毒性肝炎血清学及胸片检查。口服、肌内注射、关节腔内注射或静脉注射均有效，每周给药 1 次，必要时可与其他 DMARD 联用。MTX 的常用剂量为每周 7.5~20mg。常见不良反应有恶心、口腔炎、腹泻、脱发、皮疹及肝损害，少数出现骨髓抑制，偶见肺间质病变；是否引起流产、畸胎和影响生育能力尚无定论。服药期间应适当补充叶酸，定期检查血常规和肝功能。开始治疗或更改方案后每1~3个月应评估病情直到完全缓解或低度活动；病情处于缓解或低疾病活动度时，可以每3~6个月进行随访。

如果合适剂量的2种标准cDMARD联合治疗6个月仍未达到疾病缓解或低度活动，认为是cDMARD治疗失败；被认为cDMARD治疗失败的药物之一必须是MTX，除非MTX有禁忌。

2）柳氮磺吡啶（sulfasalazine）：可单用于病程较短及轻症RA，或与其他DMARD联合治疗病程较长和中度及重症患者。一般服用4~8周后起效，从小剂量逐渐加量有助于减少不良反应。可从口服250~500mg/d开始，3次/d；之后渐增至750mg/d，3次/d；如疗效不明显可增至3g/d。主要不良反应有恶心、呕吐、腹痛、腹泻、皮疹、氨基转移酶增高，偶有白细胞、血小板减少。对磺胺类药物过敏者慎用。服药间应定期查血常规和肝肾功能。

3）来氟米特（leflunomide，LEF）：LEF在RA治疗中的地位日渐提高，它作为单药治疗或是MTX的替代药物治疗均非常有效，与MTX联合应用时也安全有效。该药通过抑制二氢乳清酸酶，从而抑制嘧啶核苷酸从头合成。T淋巴细胞和B淋巴细胞都有少量的二氢乳清酸酶，没有合成嘧啶核苷酸的补救途径。剂量为10~20mg/d，口服。LEF主要用于病程较长、病情重及有预后不良因素的患者。主要不良反应有腹泻、瘙痒、高血压、氨基转移酶增高、皮疹、脱发和白细胞下降等。因有致畸作用，故孕妇禁服。服药期间应定期查血常规和肝功能。

4）抗疟药：包括羟氯喹和氯喹2种。此类药物可单用于病程较短、病情较轻的患者。对于重症患者或有预后不良因素者，应与其他DMARD合用。该类药物起效缓慢，服用后2~3个月见效。用法为羟氯喹200mg/次，2次/d；氯喹250mg，1次/d。羟氯喹的不良反应较少，但用药前和治疗期间应每年检查1次眼底，以监测该药可能导致的视网膜损害；氯喹的价格便宜，但眼损害和心脏相关不良反应（如传导阻滞）较羟氯喹常见，应予以注意。

5）青霉胺（penicillamine）：该药物250~500mg/d口服，见效后可逐渐减至250mg/d维持。一般用于病情较轻的患者，或与其他DMARD联合应用于重症RA。不良反应有恶心、畏食、皮疹、口腔溃疡、嗅觉减退和肝肾损害等。治疗期间应定期查血、尿常规和肝肾功能。

6）金制剂——金诺芬（auranofin）：为口服金制剂，是一种三乙基磷金盐。

初始剂量为 3mg/d，2 周后增至 6mg/d 维持治疗。此药可用于不同病情程度的 RA，对于重症患者应与其他 DMARD 联合使用。常见不良反应有腹泻、瘙痒、口腔炎、肝肾损伤、白细胞减少，偶见外周神经炎和脑病。应定期查血、尿常规及肝肾功能。肌内注射的金制剂有硫代苹果酸金钠和硫代硫酸金钠，目前使用较少。

7）硫唑嘌呤（AZA）：可以单用或者与其他药物联用治疗 RA。常用剂量为 1~2mg/（kg·d），一般为 100~150mg/d，主要用于病情较重的 RA 患者。不良反应有恶心、呕吐、脱发、皮疹、肝损害、骨髓抑制，可能对生殖系统有一定损伤，偶可致畸。服药期间应定期查血常规和肝功能。

8）环孢素（CsA）：与其他免疫抑制剂相比，CsA 的主要优点为很少有骨髓抑制，可用于病情较重或病程长及有预后不良因素的 RA 患者。常用剂量为 1~3mg/（kg·d）。主要不良反应有高血压、肝肾毒性、胃肠道反应、齿龈增生及多毛等。不良反应的严重程度、持续时间与剂量和血药浓度有关。服药期间应查血常规、血肌酐和血压等。

9）环磷酰胺（CTX）：较少用于 RA。对于重症患者，在多种药物治疗难以缓解时可酌情试用。主要不良反应有胃肠道反应、脱发、骨髓抑制、肝损害、出血性膀胱炎、性腺抑制等。

（4）植物制剂

1）雷公藤：对缓解关节肿痛有效，是否减缓关节破坏尚乏研究。一般给予雷公藤多苷 30~60mg/d，分 3 次于饭后服用。主要不良反应是性腺抑制，导致男性不育和女性闭经，一般不用于生育期患者。其他不良反应包括皮疹、色素沉着、指甲病变、脱发、头痛、纳差、恶心、呕吐、腹痛、腹泻、骨髓抑制、氨基转移酶和血肌酐升高等。

2）白芍总苷：常用剂量为 600mg/ 次，2~3 次 /d。对减轻关节肿痛有效。其不良反应较少，主要有腹痛、腹泻、纳差等。

3）青藤碱：20~60mg/ 次，3 次 /d，饭前口服，可减轻关节肿痛。主要不良反应有皮肤瘙痒、皮疹和白细胞减少等。

（5）生物制剂：当 cDMARD 治疗不充分或不耐受时，可用生物制剂治疗（1A）。疾病活动且有预后不良因素或不能使用 cDMARD 者，可早期使用生物制剂（4D）。使用生物制剂治疗前应获取患者是否存在活动性或现症感染、共病、疫苗接种、妊娠及可能禁忌证方面的信息（1A）；生物制剂治疗前应筛查结核、乙型肝炎及丙型肝炎。

应避免使用生物制剂的情况有急、慢性感染，包括过去 12 个月内的关节感染；其他活动性感染是生物制剂治疗的禁忌证（1A）；当临床怀疑合并感染时，生物制剂治疗应停止并进行适当诊治（1A）；实体或血液系统肿瘤（治疗并缓解 5 年以上的基底细胞癌除外），当怀疑合并肿瘤时，应对患者进行个体化分析，并同肿瘤医师和患者讨论后决定（4D）；癌前病变；脱髓鞘病变；严重的心功能不全（FC Ⅲ 或 Ⅳ 级）；妊娠及哺乳者；低丙种球蛋白血症或免疫抑制者（低 CD4 和 CD8 计数）（3~4，C~D）；当面临较大的择期手术时，生物制剂应在手术前停用 2~4 个半衰期（2B）。

生物制剂治疗前至少 4 周接种肝炎病毒疫苗（3~4，C~D）；治疗前应筛查乙型肝炎和丙型肝炎（4D）；对活动性或未治疗的慢性乙型肝炎和活动性丙型肝炎患者应避免使用生物制剂；治疗前推荐进行结核筛查（2B）；所有潜在结核感染者均应接受预防性抗结核治疗（2B）；活动性结核经充分治疗后方才考虑生物制剂（3C）。

生物制剂联合 MTX 治疗更有效（1A）；如果 MTX 有禁忌或不耐受，应联合其他 cDMARD（1A）。生物制剂的选择包括肿瘤坏死因子 -α（TNF-α）抑制剂、阿巴西普、利妥昔单抗及托珠单抗（1A）；一种生物制剂治疗 6 个月仍未缓解，可转换用另一种生物制剂（3C）；病情达到缓解，可考虑减量（1A）；病情缓解超过 12 个月，可考虑停用生物制剂（2B）。

可治疗 RA 的生物制剂主要包括肿瘤坏死因子（TNF）-α 拮抗剂、白细胞介素（IL）-1 和 IL-6 受体拮抗剂、抗 CD20 单抗及 T 淋巴细胞共刺激信号抑制剂等。

1）TNF-α 拮抗剂：生物制剂可结合和中和 TNF，已成为治疗 RA 的重要部分。该类制剂主要包括依那西普（etanercept）、英夫利西单抗（infliximab）和阿达木单抗（adalimumab），国产的有注射用重组人 Ⅱ 型肿瘤坏死因子受体 - 抗体融合蛋白制剂。与传统 DMARD 相比，TNF-α 拮抗剂的主要特点是起效快、抑制骨破坏的作用明显、患者总体耐受性好。依那西普的推荐剂量为 25mg/ 次，皮下注射，每周 2 次或 50mg，每周 1 次。英夫利西单抗治疗 RA 的推荐剂量为 3mg/（kg·次），第 0、2 和 6 周各 1 次，之后每 4~8 周 1 次。阿达木单抗治疗 RA 的剂量为 40mg/ 次，皮下注射，每 2 周 1 次。这类制剂可有注射部位反应或输液反应，可能有增加感染和肿瘤的风险，偶有药物诱导的狼疮样综合征以及脱髓鞘病变等。用药前应进行结核筛查，除外活动性感染和肿瘤。

2）IL-1 受体拮抗剂：阿那白滞素（anakinra）是目前唯一被批准用于治疗 RA 的 IL-1 受体拮抗剂。推荐剂量为 100mg/d，皮下注射。其主要不良反应是与剂量相关的注射部位反应及可能增加感染概率等。

3）抗 CD20 单抗：利妥昔单抗（rituximab）的推荐剂量和用法为第 1 个疗程可先予静脉输注 500~1 000mg，2 周后重复 1 次。根据病情可在 6~12 个月后接受第 2 个疗程。每次注射利妥昔单抗之前的半小时内先静脉给予适量甲泼尼龙。利妥昔单抗主要用于 TNF-α 拮抗剂疗效欠佳的活动性 RA。常见不良反应是输液反应，静脉给予糖皮质激素可将输液反应的发生率和严重度降低；其他不良反应包括高血压、皮疹、瘙痒、发热、恶心、关节痛等，可能增加感染概率。

2. 妊娠期和哺乳期 RA 患者用药　RA 的治疗药物主要包括 NSAID、激素、DMARD、生物制剂、小分子药物、中药等。育龄妇女在应用药物时，应尽量避免使用对生育和胎儿有影响的药物。

（1）NSAID：一般认为可用于妊娠中期，妊娠早期和晚期则不建议。妊娠早期（1~4 周）使用，因其抑制排卵和胚胎着床，有增加胎儿腭裂畸形的风险；妊娠 32 周后使用可引起胎儿动脉导管早闭、肾功能受损以及凝血功能障碍，使产程延长等。

（2）DMARD：氯喹、羟氯喹的常规剂量不增加孕期对胎儿的风险，妊娠期及哺乳期可持续安全使用。妊娠期可使用柳氮磺吡啶，但因其干扰体内叶酸代谢，故建议妊娠期同时每天补充叶酸 5mg。硫唑嘌呤有时会应用于病情较重的 RA 患者，如因病情需要，权衡利弊后硫唑嘌呤在妊娠期可以使用，但用量应 ≤ 2mg/（kg·d）。环孢素常应用于难治性 RA 患者，妊娠期可使用药物的最低有效剂量进行治疗。甲氨蝶呤会引起中枢神经系统、骨骼及心脏异常，需在妊娠前 3 个月停药，妊娠期及哺乳期禁用。来氟米特有胚胎毒性，需在妊娠前 2 年停药或经考来烯胺 8g/ 次，3 次 /d，连续治疗 11 天，洗脱后满半年方可备孕，妊娠期及哺乳期禁用。环磷酰胺、雷公藤会引起闭经，导致不孕，故不建议使用。艾拉莫德无妊娠期相关的临床试验资料，基于大鼠动物生殖毒性试验结果提示，孕妇及治疗期有生育要求的妇女不建议应用。

（3）糖皮质激素：如妊娠期病情波动，治疗效果欠佳，也可考虑选择使用糖皮质激素。泼尼松在妊娠期全程均可使用，但在妊娠第 1~3 个月大剂量使用激素有导致胎儿唇腭裂的风险,建议妊娠期使用最小剂量维持。此外,需监测血糖、血压,注意加强骨质疏松、感染等并发症的防治。

(4)生物制剂:目前治疗 RA 时临床可以选择的生物制剂包括肿瘤坏死因子抑制剂(TNFi)和白细胞介素 -6(IL-6)受体拮抗剂等。

1)英夫利西单抗:2016 英国风湿病学会(BSR)和英国风湿病卫生专业人员协会(BHPR)发布了有关妊娠期和哺乳期的处方用药指南(以下简称 BSR 指南)推荐在类风湿关节炎或强直性脊柱炎中可持续使用至妊娠 16 周。

2)阿达木单抗:BSR 指南推荐可使用至妊娠中期结束(即 30 周末);而相关研究提示,在炎性肠病患者使用到妊娠 30 周前停用,在银屑病患者使用到妊娠 28 周停用都是安全的。

3)依那西普及类似物:BSR 指南推荐同样是可使用至妊娠中期结束(即 30 周末)。

4)赛妥珠单抗:不含 Fc 片段,不易透过胎盘,在乳汁中很难检测到,故可安全用于整个妊娠期和哺乳期。

5)托珠单抗:BSR 指南推荐托珠单抗至少应在备孕前提前 3 个月以上停用。有部分研究表明,妊娠早期意外使用可能无害,但基于其动物实验的数据,仍然不推荐妊娠期使用。

RA 患者接受抗 TNF-α 抑制剂治疗前,需对各种感染进行评估,必要时进行预防,所做的检查包括结核相关及乙型肝炎病毒、巨细胞病毒等病毒感染相关。如果新生儿的血清中有生物制剂存留,则出生后的婴儿在 7 个月后才能接种减毒活疫苗(减毒活疫苗包括脊髓灰质炎疫苗、乙型脑炎减毒活疫苗、麻疹疫苗、麻风疫苗、麻腮疫苗、麻腮风疫苗、水痘活疫苗、轮状病毒疫苗及卡介苗等)。

(5)Janus 激酶(JAK)抑制剂:托法替布(tofacitinib)是一种新型口服 JAK 抑制剂,用于治疗对 MTX 反应不足或不耐受的中至重度活动性 RA 患者。国外研究报道,RA 患者在 48 个月内使用托法替尼均有较好的疗效及安全性,但是目前关于托法替尼在妊娠期及哺乳期用药的安全性报道较少,仍需进一步验证。

二、系统性红斑狼疮

(一)概述

系统性红斑狼疮(systemic lupus erythematosus,SLE)是自身免疫介导的,

以免疫性炎症为突出表现的弥漫性结缔组织病。血清中出现以抗核抗体为代表的多种自身抗体和多系统受累是 SLE 的 2 个主要临床特征。

（二）临床表现

临床表现有脱发、手足掌面和甲周红斑、盘状红斑、结节性红斑、脂膜炎、网状青斑、雷诺现象等。SLE 以口或鼻黏膜溃疡常见。对称性多关节疼痛、肿胀，通常不引起骨质破坏。发热、疲乏是 SLE 的常见全身症状。

（三）病情轻重程度的评估

病情轻重程度分为轻度、中度、重度和狼疮危象 4 个程度，其评估如下：

1. 轻度 SLE 指诊断明确或高度怀疑者，但临床稳定且无明显的内脏损害。所有系统 BILAG 评分为 C 或 D 类，SLEDAI 积分 < 10 分。

2. 中度活动性 SLE 是指有明显的重要脏器累及且需要治疗的患者。BILAG 评分为 B 类（≤ 2 系统），或 SLEDAI 积分在 10~14 分。

3. 重度 SLE 是指狼疮累及重要脏器，任何系统 BILAG 评分至少 1 个系统为 A 类和 / 或 > 2 系统达到 B 类者，或 SLEDAI ≥ 15 分。具体而言包括：

（1）心脏：冠状动脉血管受累、Libman-Sacks 心内膜炎、心肌炎、心脏压塞、恶性高血压。

（2）肺脏：肺动脉高压、肺出血、肺炎、肺梗死、肺萎缩、肺间质纤维化。

（3）消化系统：肠系膜血管炎、急性胰腺炎。

（4）血液系统：溶血性贫血、粒细胞减少（白细胞 $< 1 \times 10^9$/L），血小板减少（$< 50 \times 10^9$/L）、血栓性血小板减少性紫癜、动静脉血栓形成。

（5）肾脏：肾小球肾炎持续不缓解、急进性肾小球肾炎、肾病综合征。

（6）神经系统：抽搐、急性意识障碍、昏迷、脑卒中、横贯性脊髓炎、单神经炎 / 多神经炎、精神性发作、脱髓鞘综合征。

（7）其他：包括皮肤血管炎，弥漫性严重的皮损、溃疡、大疱，肌炎，非感染性高热有衰竭表现等。

4. 狼疮危象 是指急性的危及生命的重度 SLE，如急进性狼疮肾炎、严重的中枢神经系统损害、严重的溶血性贫血、血小板减少性紫癜、粒细胞缺乏症、严重的心脏损害、严重的狼疮性肺炎或肺出血、严重的狼疮性肝炎、严重的血管炎等。

（四）治疗

1. 治疗原则 治疗原则强调早期诊断和早期治疗，以避免或延缓不可逆性的组织脏器病理损害。

（1）患者宣教：正确认识疾病，消除恐惧心理，明白规律用药的意义，学会自我认识疾病活动的征象，配合治疗，遵从医嘱；定期随诊，懂得长期随访的必要性；避免过多的紫外线暴露，使用防紫外线用品；避免过度疲劳。

（2）对症治疗和去除各种影响疾病预后的因素：如注意控制高血压，防治各种感染。

2. 轻度 SLE 的药物治疗　患者虽有疾病活动，但症状轻微，仅表现为光过敏、皮疹、关节炎或轻度浆膜炎，而无明显的内脏损害。药物治疗包括：

（1）NSAID：可用于控制关节炎，应注意消化性溃疡、出血、肾和肝功能等方面的不良反应。NSAID 通过抑制选择性 COX 抑制前列环素合成而发挥作用，其中 COX 主要有 COX-1 和 COX-2 共 2 种亚型。COX-1 又称结构型，生成的 PGI_2 存在于正常组织中起到稳定细胞、保护细胞的作用，受到抑制时产生不良反应如胃肠道症状；COX-2 又称诱导型，存在于受损伤的组织中，有强的致炎、致痛作用，受到抑制时产生消炎、止痛的治疗作用。药物对 COX-1 与 COX-2 选择性的不同会产生不同的不良反应，其中以抑制 COX-1 为主的药物会产生胃肠道不良反应。为减少胃肠道不良反应，人们研究出选择性 COX-2 抑制剂，可以明显降低胃肠道的不良反应。

依照抑制 COX 亚型的种类不同，NSAID 可以分为以下 4 类：

1）COX-1 特异性：只抑制 COX-1，对 COX-2 无明显影响。目前只有小剂量阿司匹林（< 0.3g/d）被列入此类。

2）COX 非特异性：即同时抑制 COX-1 和 COX-2。如布洛芬、萘普生、双氯芬酸钠、高剂量阿司匹林、吲哚美辛、吡罗昔康等。

3）COX-2 选择性：即在抑制 COX-2 的同时并不明显抑制 COX-1（两者的比例为 20/1），但在较大剂量时也抑制 COX-1。如美洛昔康、氯诺昔康、尼美舒利、萘丁美酮、依托度酸等。

4）COX-2 特异性：即几乎只抑制 COX-2，对 COX-1 几乎没有影响（两者的比例为 100/1）。如罗非昔布、塞来昔布。

（2）抗疟药：包括氯喹和羟氯喹（HCQ），可控制皮疹和减轻光敏感，可控制 SLE 病情活动。常用氯喹 0.25g，1 次 /d；或羟氯喹 0.2~0.4g/d，分两次服用。主要不良反应是眼底病变，用药超过 6 个月者应每半年检查眼底。有心动过缓或有传导阻滞者禁用抗疟药。

（3）沙利度胺：对抗疟药不敏感的顽固性皮损可选择，常用剂量为 50~100mg/d，1 年内有生育意向的患者禁用。

（4）糖皮质激素：可短期局部应用糖皮质激素治疗皮疹，但脸部应尽量避免使用强效糖皮质激素类外用药，一旦使用，不应超过1周。小剂量糖皮质激素（泼尼松≤10mg/d或甲泼尼龙≤8mg/d）有助于控制病情。

（5）免疫抑制剂：权衡利弊，必要时可用硫唑嘌呤（AZA）、甲氨蝶呤等免疫抑制剂。应注意轻度SLE可因过敏、感染、妊娠或生育、环境变化等因素而加重，有可能发展为中至重度SLE，甚至进入狼疮危象，故应定期随访，以便调整治疗方案。

3. 中至重度SLE的药物治疗　中至重度SLE指存在主要脏器受累并影响其功能，或广泛的非主要脏器（或皮肤）受累且常规治疗无效的SLE患者，一般可累及心脏、肺脏、肾脏、神经系统、血液系统等多系统，部分SLE患者出现一些短期内即可威胁生命的狼疮表现，包括急进性肾小球肾炎、严重的自身免疫性溶血性贫血、狼疮性脑病、严重的狼疮性肺炎、严重的狼疮心肌受累、严重的血管炎等，又称狼疮危象。治疗主要分为诱导缓解期和维持治疗期，诱导缓解期需要较积极的治疗策略，糖皮质激素联合免疫抑制剂以控制病情。因病情以及患者对激素敏感性的不同，糖皮质激素的剂量差异很大，通常为1mg/（kg·d），甚至2~3mg/（kg·d）。对于出现狼疮危象的患者，需要大剂量激素冲击治疗。维持治疗期的目标是用最少的药物防治疾病复发，多数患者需要终身用药，并需要长期随访。

4. 狼疮肾炎（LN）的标准化治疗　肾脏是SLE最常累及的脏器之一，肾损害是影响SLE预后的极为重要的因素，也是SLE患者死亡的主要原因之一。2003年国际肾脏病学会/肾脏病理学会（ISN/RPS）制定的狼疮肾炎病理分型系统，将狼疮肾炎按病理表现分为6型。治疗可分2个阶段进行，美国风湿病学会（ACR）称为诱导缓解和维持缓解。

作为狼疮肾炎的基础治疗，ACR推荐联合应用羟氯喹，因羟氯喹可减少肾病复发、降低心血管事件发生率、改善预后而被推荐作为LN的基础治疗药物。对所有尿蛋白＞0.5g/d的患者，应当使用拮抗肾素-血管紧张素系统的药物，如血管紧张素转换酶抑制药和血管紧张素受体阻滞药等药物，同时也要严格控制血压。

ACR推荐Ⅰ和Ⅱ型LN患者一般不需要免疫抑制剂治疗（C级）。欧洲风湿病学大会（EULAR）认为尿蛋白＞1g/d的Ⅱ型LN患者若存在肾小球源性血尿，可单用低至中剂量的激素泼尼松[0.25~0.5mg/（kg·d）]或联合应用AZA[1~2mg/（kg·d）]。

ACR 推荐所有Ⅲ和Ⅳ型 LN 患者的诱导缓解期均可予 0.5~1g/d 的大剂量激素冲击治疗 3 天,之后行序贯泼尼松 0.5~1mg/(kg·d)治疗,几周后逐渐减量至最小有效维持剂量。同时选择环磷酰胺(CTX)或吗替麦考酚酯(MMF)治疗,CTX 的剂量(按照体表面积计算)可采用 500~1 000mg/m^2,每月 1 次,静脉输注,共 6 个月;或 500mg,每 2 周 1 次,静脉输注,共 12 次。MMF 的使用剂量则根据人种不同进行选择,2~3g/d 口服(亚洲人的剂量为 2g/d),治疗 6 个月。6 个月后评估疗效,如病情改善,则可改为 MMF 1~2g/d 或 AZA 2mg/(kg·d)维持治疗。如病情未改善,则可行第 2 轮大剂量激素冲击治疗、重新序贯和减量,同时将 CTX 及 MMF 方案互换,剂量同上,再治疗 6 个月。如仍未缓解,可考虑应用利妥昔单抗(抗 CD20 单抗)、贝利尤单抗、环孢素或他克莫司等二线治疗方案。ACR 推荐对于合并Ⅲ或Ⅳ型的Ⅴ型 LN,治疗推荐与单纯的Ⅲ或Ⅳ型相一致。

对有生育要求的狼疮肾炎患者尽量选择 MMF 治疗,因为大剂量的 CTX 可能导致患者停经和不孕,但 MMF 也有致畸作用,医师在处方 MMF 前应确认患者未妊娠,且妊娠前至少提前 6 周停止药物治疗。妊娠期间如病情轻度活动,可加用 HCQ 200~300mg/d;如病情活动,则需用糖皮质激素,但应避免使用地塞米松、倍他米松等可通过胎盘的药物,必要时加用 AZA 2mg/(kg·d)治疗。

5. 具体药物治疗

(1)糖皮质激素:糖皮质激素具有强大的抗炎作用和免疫抑制作用,是 SLE 的短期治疗中最重要的和最有效的药物,也是治疗 SLE 的基础药物。

1)对于轻度 SLE 患者,激素并非首选治疗药物。

2)对于中度 SLE 患者,①诱导缓解期:泼尼松的剂量为 0.5~1mg/(kg·d)[甲泼尼龙片 0.4~0.8mg/(kg·d)],晨起顿服,如需控制持续高热等急性症状时可分次服用。一般联合免疫抑制剂。②维持治疗期:诱导缓解期治疗 4~8 周后开始以每 1~2 周 10% 的速度缓慢减量,激素量可尽量维持在 < 10mg/d 以减少激素相关不良反应。当然,在减量过程中需要监测疾病活动情况,保证疾病得到稳定的控制。在减药过程中如果病情不稳定,可暂时维持原剂量不变或酌情增加剂量或加用免疫抑制剂联合治疗。

3)对于重度 SLE 患者,①诱导缓解期:泼尼松片 1mg/(kg·d),当然随着病情不同,个体化的糖皮质激素治疗是必要的,有时激素的用量可达 2~3mg/(kg·d)。②维持治疗期:诱导缓解期治疗 4~8 周后开始以每 1~2 周 10% 的速度缓慢减量，激素量可尽量维持在＜10mg/d以减少激素相关不良反应。需联合免疫抑制剂。

4）狼疮危象：通常需要大剂量甲泼尼龙冲击治疗。即甲泼尼龙500~1 000mg，1次/d，加入5%葡萄糖注射液250ml中缓慢静脉滴注1~2小时，连续3天为1个疗程。对于狼疮危象仍未得到控制者，可根据病情在冲击治疗后的5~30天再次冲击治疗，间隔期和冲击后需给予泼尼松0.5~1mg/（kg·d），疗程和间隔期长短视具体病情而定。

5）妊娠前及妊娠期患者：泼尼松≤10mg/d维持时不影响妊娠，妊娠期间应慎用激素，应用最低有效量，最好泼尼松＜20mg/d。如出现病情变化或危及生命需立即终止妊娠；如病情评估可继续妊娠，可酌情加大激素量（泼尼松≤30mg/d），建议使用泼尼松、泼尼松龙、甲泼尼龙，不推荐使用地塞米松和倍他米松。妊娠3个月内使用激素可增加胎儿唇腭裂的风险，因此不推荐妊娠3个月内使用中至高剂量的激素；长期使用激素进行治疗的患者在分娩时应使用应激剂量；疾病复发时可考虑使用静脉滴注甲泼尼龙冲击治疗。

6）哺乳期患者：泼尼松20~30mg/d时相对安全，建议服用激素后的4小时以上再哺乳，补充钙和维生素D至哺乳期结束。

7）胎儿狼疮综合征：对于其中先天性心脏传导阻滞的胎儿，氟化激素（地塞米松和倍他米松）经胎盘给药能改善先天性心脏传导阻滞胎儿的生存率，但这些药物也带来更高的宫内生长迟缓和早产的风险。

（2）抗疟药：氯喹和羟氯喹是SLE的治疗中广泛应用的药物，并不属于免疫抑制剂，其可能通过影响粒细胞的吞噬功能和迁移，稳定溶酶体而发挥作用。HCQ有助于稳定SLE病情和减少激素的不良反应。目前认为，HCQ可使SLE的疾病复发率更低，可减少器官损害，为SLE的基础用药。常用剂量为氯喹0.25g，1次/d；或羟氯喹0.2~0.4g/d，分两次口服。HCQ的不良反应较氯喹小，因此临床上更为常用。不良反应包括头晕、皮疹、皮肤瘙痒、恶心、呕吐、腹泻、腹痛等，其中最需要注意的不良反应是对视网膜的损伤，表现为视力下降、视野缺损，因此服用半年左右就需要眼科检查，发现症状及早停药，停药后多可恢复。同时有心动过缓或有传导阻滞者禁用抗疟药。

育龄妇女是SLE和抗磷脂综合征（APS）的主要发病人群。Andreoli等经过大量系统的文献搜索和回顾，并经过多次专家讨论，最终针对SLE和/或APS患者的女性健康管理问题提出12条建议，并发表在2016年7月的 *Ann*

Rheum Dis 杂志上,建议:预防和治疗妊娠期间 SLE 病情复发的药物中羟氯喹可用于预防或治疗妊娠期间 SLE 病情复发;妊娠期间辅助治疗推荐 SLE 患者妊娠前和妊娠期间均使用羟氯喹。

(3)免疫抑制剂

1)环磷酰胺(CTX):是主要作用于 S 期的细胞周期非特异性烷化剂,通过影响 DNA 合成发挥细胞毒作用。其对体液免疫的抑制作用较强,能抑制 B 淋巴细胞增殖和抗体生成,且抑制作用较持久,是 SLE 诱导缓解治疗最常选用的药物之一。CTX 与激素联合治疗能有效诱导疾病缓解,阻止和逆转病变的发展,改善远期预后。尤其是对 LN 和血管炎、神经系统病变、急性出血性肺泡炎等多种狼疮重症表现均有效。

目前普遍采用的标准 CTX 冲击疗法是按体表面积计 $0.5{\sim}1g/m^2$,加入生理盐水 250ml 中静脉滴注,每 3~4 周 1 次,多数患者 6~12 个月后病情缓解。而在巩固治疗阶段,常需要继续 CTX 冲击治疗,延长用药间歇期至约每 3 个月 1 次,维持 1~2 年。我国的研究证明,每次 0.4g,每 2 周 1 次有较好的疗效及安全性。由于个体差异,需要调整剂量,既要达到疗效,又要避免药物不良反应发生。

2)吗替麦考酚酯(MMF):MMF 为次黄嘌呤单核苷酸脱氢酶抑制剂,可抑制嘌呤从头合成途径,从而抑制淋巴细胞活化。多项临床研究表明,MMF 在诱导治疗阶段与 CTX 的疗效相当,而肝功能损害、骨髓移植、性腺抑制等不良反应较少,已在狼疮肾炎的治疗中推荐为标准治疗药物之一。其常用剂量为 1.5~2g/d,分 2 次口服。MMF 也可作为维持期治疗药物。其不良反应总体低于环磷酰胺,但尚不能替代环磷酰胺。值得注意的是,随着 MMF 剂量的增加,感染风险也随之增加。不良反应主要有胃肠道反应,包括恶心、腹泻、呕吐、胃灼热、便秘和胃痛,一些患者会发生白细胞减少。由于 MMF 也会发生免疫抑制作用,这使得患者易于发生感染,MMF 相关的机会性感染也应重视,有报道器官移植患者应用 MMF 可增加巨细胞病毒(CMV)感染的机会。

3)他克莫司:是从链霉菌属中分离出的大环内酯类药物,有很强的免疫抑制作用,是 T 淋巴细胞特异性的钙调磷酸酶抑制药,免疫抑制作用比环孢素强 10~100 倍。他克莫司通过抑制钙调磷酸酶活性,降低 IL-2、IL-3、IL-4、IFN-γ 等细胞因子的转录水平,抑制活化 T 淋巴细胞核因子的活性,从而抑制 T 淋巴细胞活化。与另一种钙调磷酸酶抑制药环孢素相比,他克莫司抑制 T 细胞活化的作用更强,原用于器官移植术后的移植物排斥反应,后扩展到肾小球疾病。除免疫抑制作用外,他克莫司还有如下 3 个方面的作用:①促进糖皮质激素与其受体的亲和力;②抑制肾小球 IFN-γ mRNA 的表达,减少蛋白尿及肾小球系膜病变;③抑制"药泵"P 糖蛋白,改善 LN 患者耐药。

适用范围:他克莫司治疗 LN 的研究主要来自中国和日本,研究表明,他克莫司联合激素诱导治疗Ⅲ、Ⅳ、Ⅴ型及混合型 LN 的疗效显著;缓解率与环磷酰胺、吗替麦考酚酯一致或优于环磷酰胺,减少尿蛋白的效果尤其显著。也用于难治性 LN,是指糖皮质激素联合环磷酰胺冲击或吗替麦考酚酯诱导治疗后仍反应不佳或无效的 LN。

治疗方案:①诱导缓解的起始剂量为 2~3mg/d[体重 ≥ 60kg 者 3mg/d,体重 < 60kg 者 2mg/d 或 0.05mg/(kg・d)],可逐渐增大剂量至 0.1mg/(kg・d),建议维持稳态血药浓度谷值为 6~10ng/ml。②维持治疗的维持剂量为 2~3mg/d,稳态血药浓度谷值为 3~6ng/ml。③使用方法及安全性推荐为顿服或分 2 次服用,餐前 1 小时或餐后 2 小时服用;氨基转移酶异常患者需降低他克莫司的用量,避免血药浓度过高;血肌酐超过正常值 20% 或肾小球滤过率估计值(eGFR)< 40ml/(min・1.73m^2)的患者应慎用,如果必须使用,需控制稳态血药浓度谷值 ≤ 4ng/ml,严密监测肾功能;治疗期间应监测血糖;用药前应全面了解患者的免疫状态,如已属免疫低下或缺陷应谨慎使用该药;应注意药物相互作用,凡是影响细胞色素 P450 3A 酶系统的药物均可影响他克莫司的稳态血药浓度谷值。

他克莫司在全消化道均可吸收。空腹时吸收速率和程度最大,食物可影响他克莫司的吸收速率和程度,尤其高脂饮食的影响较大。他克莫司可顿服或分 2 次服用,前者可提高患者的依从性,后者更利于稳态血药浓度谷值的稳定。他克莫司主要在肝脏和肠道代谢,肝功能异常可影响他克莫司的代谢。因此,氨基转移酶异常患者需降低他克莫司的用量,从而避免他克莫司的血药浓度过高,增加不良反应。他克莫司具有一定的肾毒性,血肌酐值超过正常 20% 或肾小球滤过率估计值 < 40ml/(min・1.73m^{-2})的患者应谨慎使用他克莫司。据报道,肾功能不全 [肌酐 > 133μmol/L,eGFR < 40ml/(min・1.73m^{-2})] 的 LN 患者维持药物浓度为 4ng/ml 时仍具有较好的疗效和安全性。因此,肾功能不全患者的他克莫司药物浓度最好控制在 4ng/ml 以内。

据报道,约 11.5% 的患者在开始他克莫司治疗或调整他克莫司剂量后出现轻至中度的血糖升高,因此他克莫司治疗期间应监测血糖。根据目前的临床数据未发现他克莫司治疗 LN 的感染风险与其他免疫抑制剂的差异有统计学意义,对于免疫低下或缺陷的患者应该谨慎使用该药,避免导致严重的感染。他克莫司的主要代谢酶为 CYP3A4 酶系统,凡是影响肝脏 CYP3A4 酶系统的药物均可能影响他克莫司的药物浓度,已知他克莫司可与 150 余种药物发生相互作用。抑制 CYP3A5 而升高他克莫司的血药浓度的药物有红霉素、阿奇霉素、咪唑类抗真菌药、伊曲康唑、甲硝唑和钙通道阻滞剂等,与这些药物合用时应适当减少他克莫司的用量并监测血药浓度,警惕他克莫司的肾毒性;诱导 CYP3A5 酶系而降低他克莫司的血药浓度的药物有利福平等,使用这些药物时应适当增加他克莫司的用量并监测血药浓度,以防血药浓度太低而影响疗效。

4)硫唑嘌呤(AZA):为嘌呤类似物,可通过抑制 DNA 合成发挥淋巴细胞的细胞毒作用。用法为 2~3mg/(kg·d),通常用于 SLE 经诱导缓解治疗后的维持期治疗。目前研究认为,AZA 具有妊娠安全性,可用于育龄妇女。其主要不良反应表现在血液系统和胃肠道,偶可发生胰腺炎和淤胆型肝炎,激发感染和肿瘤的风险也应引起重视,少数对硫唑嘌呤极敏感者在用药后的短期内就可出现严重的脱发和造血危象,引起严重的粒细胞和血小板缺乏症,可能与巯基嘌呤甲基转移酶活性有关。轻者停药后血象多在 2~3 周内恢复正常,重者则需要按粒细胞缺乏或急性再生障碍性贫血处理,这类患者以后不宜再用硫唑嘌呤。故 SLE 患者首次应用 AZA 时应密切监测白细胞,通常每周1 次,连续 4~5 次,如发现白细胞下降则及时停药。

5)甲氨蝶呤(MTX):MTX 属于抗代谢药物,是叶酸类似物,为叶酸代谢的拮抗剂。为二氢叶酸还原酶的强效竞争性抑制剂,在结构上与该酶的底物叶酸类似,只在 2 个分子点上有所不同。MTX 是弱有机酸,主要经过肾脏排泄。近 50% 的 MTX 与血浆蛋白结合,其药物活性形式是血浆中未结合的游离部分。因此,增加游离型 MTX 浓度的药物(如磺胺类、水杨酸等)可增加其组织效应,同时增加其毒性风险。MTX 在 1 小时内竞争性地、可逆性地与二氢叶酸还原酶结合,结合能力超过叶酸,阻止二氢叶酸向四氢叶酸转化。MTX 可以口服、静脉注射、肌内注射以及皮下注射,其中口服药物后胃肠道吸收迅速,吸收后 1 小时达峰。与食物(尤其是奶制品)同服可降低儿童体内的生物利用度,在成人不受同服食物的影响。MTX 通过血脑屏障的能力弱,在除脑组织外的全身均可良好分布。氨基糖苷类、环孢素、水杨酸类等药物可减少MTX 的肾排泄,使其肾毒性增加;青霉素、呋塞米、布洛芬等多种非甾体抗炎药或复方磺胺甲噁唑增加 MTX 的毒性；与维 A 酸类、乙醇、四环素等同时使用可增加其肝毒性；联合光化学疗法——补骨脂素光化学疗法可能诱发肿瘤发生。MTX 通过促进活化 T 淋巴细胞凋亡，促进合成 IL-1 受体拮抗剂，抑制 TNF、IL-1、IL-6 等炎症因子；谷氨酰化 MTX 可增加胞内的腺苷水平，发挥抗炎效应。MTX 的疗效不及 CTX 冲击疗法，通常对有主要脏器累及的患者不考虑使用。MTX 长期用药的耐受性较佳，主要用于以关节炎、肌炎、浆膜炎和皮肤损害为主的 SLE 患者。常用剂量为 10~15mg，每周 1 次。MTX 的不良反应有胃肠道反应、口腔黏膜糜烂、肝功能损害、骨髓抑制，偶见 MTX 导致的肺炎和肺间质纤维化。MTX 相关的口腔黏膜糜烂有时可能与 SLE 病情活动时的口腔黏膜病变相混淆。

6）环孢素（CsA）：可特异性地抑制 T 淋巴细胞产生 IL-2，发挥选择性细胞免疫抑制作用，是一种非细胞毒免疫抑制剂，对 LN（特别是 V 型 LN）有效。环孢素的剂量为 3~5mg/（kg·d），分 2 次口服。服用药物期间注意肝肾功能及高血压、高尿酸血症、高钾血症等，有条件者应监测血药浓度，据此调整剂量，血肌酐较用药前升高 30% 时需要减药或停药。环孢素对 LN 的总体疗效不如 CTX 冲击疗法，对血液系统累及的治疗有其优势。

7）生物制剂：近年来，针对发病机制中的某一环节或影响疾病进展的关键分子的选择性靶向治疗已成为治疗的新方向，以生物技术为基础的多种生物制剂的研究及应用已经成为自身免疫病治疗研究的热点。随着对 SLE 发病机制的研究进展，已开发了多种针对不同作用位点的药物。由于 SLE 是 B 淋巴细胞高度活化并产生大量致病性自身抗体的疾病，B 淋巴细胞异常在 SLE 的发病过程中起十分重要的作用。因此，针对 B 淋巴细胞的选择性靶向治疗是近年来风湿病新型治疗药物研究的重点。虽然治疗药物品种多，但是目前仅有 B 细胞活化因子（BAF）贝利尤单抗（belimumab）在美国被批准用于 SLE。

使用生物制剂的情况包括患者坚持规律治疗，服用免疫抑制剂或激素（剂量 ≥ 10mg/d 的泼尼松或其等效剂量的其他糖皮质激素类药物）后效果不佳，病情仍持续活动；活动性或激素依赖性狼疮，除羟氯喹联合至少 2 种免疫抑制剂（如甲氨蝶呤、硫唑嘌呤、吗替麦考酚酯、环磷酰胺等）外，可考虑使用生物制剂；狼疮合并抗磷脂综合征（APS）并非使用生物制剂的一个指征，但出现以下情况时可考虑使用生物制剂：灾难性抗磷脂综合征（CAPS）血小板计数 < 25×10^9/L；有出血的临床表现；难治

性血小板减少；特殊情况如手术、因流血需停用抗凝血药，运动或高创伤风险的职业活动需维持血小板计数 ≥ $50 \times 10^9/L$ 等；狼疮患者妊娠期除有特殊情况（狼疮病情活动危及生命和 / 或需停止妊娠，经治疗后效果不佳）外，不得使用生物制剂，使用者需充分评估所用生物制剂的致畸风险；患者妊娠期使用生物制剂时需密切监测，停用时需考虑疾病活动度、妊娠期可替代治疗的药物及停用的生物制剂类型。可选的生物制剂包括：

A. 抗 CD20 单抗：利妥昔单抗是一种人鼠嵌合抗体，用于人体后可产生"人抗嵌合物反应（HACA）"的不良反应。临床研究表明，利妥昔单抗对难治性 SLE 如中枢神经系统、肾脏、血液系统受累及血管炎有效。Albert 等在 2003 年应用利妥昔单抗治疗 9 例至少对 1 种免疫抑制剂耐药的活动性 SLE 患者，其中 6 例临床症状有改善，3 例达到持续临床缓解，2 例发生 HACA。Looney 等在 2004 年采用利妥昔单抗治疗 19 例难治性 SLE 患者，其中 16 例完成全部治疗，10 例疾病活动度明显改善。1 例Ⅳ型狼疮肾炎患者经 1 年治疗后尿蛋白完全消失，二次肾活检提示肾脏病理明显改善，并且抗磷脂抗体滴度也有所下降。

B. 贝利尤单抗：贝利尤单抗是一种人单克隆免疫球蛋白 G2（IgG2），相对分子质量为 144KDa，可选择性地与血清中的可溶性 BAF 高亲和力结合，阻止其与受体结合，从而抑制 B 淋巴细胞增殖及分化为产生抗体的浆细胞，诱导自身免疫性 B 淋巴细胞凋亡，从而减少血清中的自身抗体，达到治疗的目的。

三、血　管　炎

（一）概述

血管炎（vasculitis）是以血管的炎症与破坏为主要病理改变的一组异质性疾病，其临床表现因受累血管的类型、大小、部位及病理特点不同而表现各异。血管炎可以是一个单发的疾病，也可以是某一疾病的临床表现之一；其本身可以是系统性的，引起多系统脏器功能障碍，也可是局限于某一器官的。鉴于血管炎的复杂性和多样性，可称之为血管炎综合征（vasculitic syndrome）。

（二）分类

常见的血管炎如韦格纳肉芽肿、显微镜下多血管炎、变应性肉芽肿性血管炎（Churg-Strauss syndrome）、大动脉炎、巨细胞颞动脉炎等，多引起系统损害,故又称为系统性血管炎(systemic vasculitis)。血管炎的预后取决于受累血管的大小、数量和部位。

(三)治疗

系统性血管炎的治疗分为两部分——诱导缓解期和维持期,前者需应用更强的免疫抑制治疗控制活动性,后期应减少治疗以最大限度地避免药物副作用。无论在哪个期,密切监测病情及药物副作用都是很必要的。欧洲血管炎研究组(EUVAS)将血管炎患者的疾病情况分为5个等级,根据其等级不同进行治疗,以最大限度地减少药物副作用。

血管炎的常用治疗药物仍是激素和免疫抑制剂,后者以环磷酰胺最为常用。单独使用激素的复发率高,疗效不佳,因此早期联合应用免疫抑制剂对病情缓解和预后有重大意义。部分血管炎,如川琦病,应用静脉用丙种球蛋白效果较好。近几年来,生物制剂逐渐用于临床并取得好的效果。

1. 糖皮质激素 糖皮质激素仍是血管炎治疗的首选药物。活动期应用泼尼松 1.0~1.5mg/(kg·d),对病情严重者如中枢神经系统血管炎、肺泡出血、进行性肾衰竭等可采用冲击疗法,即甲泼尼龙 1.0g/d 连续 3 天。一般应用 4~6 周病情缓解后减量,并以小剂量维持。

2. 免疫抑制剂

(1)环磷酰胺(CTX):CTX 是治疗血管炎的经典药物,分为每日使用和冲击治疗。每天口服 CTX 1.5~2mg/kg;也可用 CTX 200mg,隔天 1 次。冲击治疗的剂量为每月 CTX 0.5~1.0g/m^2 静脉滴注。其不良反应主要有继发感染、骨髓抑制、出血性膀胱炎、肿瘤等。de Groot 等用荟萃分析的方法证实冲击治疗和口服治疗的缓解率相似,前者出现感染的概率更小,但复发率要高一些。

欧洲血管炎研究小组对此进行了大样本荟萃分析,就不同使用方法间的缓解情况、复发情况、感染、白细胞下降、肾功能和相关死亡率进行比较,冲击治疗的剂量为每月 0.375~1.0g/m^2(多数为每月 0.75g/m^2),而每天使用的剂量为 2mg/(kg·d)。结果提示,冲击治疗比每天使用的缓解情况好,出现感染和白细胞下降的情况少;每天使用的复发率少于冲击治疗;两者在相关死亡率和对肾功能的影响方面相似。CTX 的累积用量超过 100g 时,其治疗相关死亡率为小于此剂量的相关死亡率的 2 倍以上。目前,国际上一般建议糖皮质激素加 CTX 联合治疗的疗程不少于 18 个月。

(2)硫唑嘌呤(AZA):为嘌呤类似药,有抗炎和免疫抑制的双重作用。一般用量为 1~4mg/(kg·d)，总量不超过 200mg/d。CYCAZAREM 试验是一个前瞻、随机、多中心、非盲的临床试验，在经过 3 个月或 6 个月糖皮质激素和环磷酰胺诱导期后韦格纳肉芽肿(WG)及微血管炎(MPA)患者随机应用 AZA 或 CTX 口服治疗，随访的总体时间是 18 个月。AZA 在维持血管炎缓解状态中的作用和 CTX 是等效的。从治疗血管炎开始患者暴露于环磷酰胺的持续时间可能因此而安全地降低。提示 AZA 在病情缓解后可替代 CTX 作为缓解期的治疗。AZA 的副作用较 CTX 轻，主要为骨髓抑制和肝脏损害等。

（3）甲氨蝶呤(MTX)：可用于血管炎的诱导缓解。EUVAS 对 MTX 和 CTX 的研究发现，MTX 在早期系统受累的血管炎患者中作为诱导缓解期用药，与 CTX 一样有效。该方案可诱导多数患者缓解，但复发率较高，一般用于维持期。Langford 等在用泼尼松加 CTX 治疗 42 例 WG 取得缓解后，将 CTX 替换为 MTX，初始剂量为每周 15mg，并视耐受情况将其逐渐加量至每周 20~25mg，治疗 2 年后逐渐减量。此方案的复发率和一直使用 CTX 治疗者相似。其副作用主要是骨髓抑制、肝毒性、胃肠道反应及口腔溃疡。一般用量为 10~25mg，每周 1 次，口服、肌内注射或静脉注射。也可合并 CTX 使用。

（4）柳氮磺吡啶(SASP)：作为血管炎的缓解后维持期用药。有学者对 155 例 ANCA 相关性血管炎患者在应用泼尼松加 CTX 治疗 3 个月后，患者随机分成 2 组，一半患者继续应用 CTX，另一半患者换用 SASP，随诊 15 个月后，两组患者的维持缓解率相同。SASP 一般从小剂量开始应用，逐渐加量至 1.0g/次，一日 2 次。对磺胺类药物过敏者不能应用此药。其不良反应大多不严重，主要为胃肠道反应如恶心、呕吐、腹泻等，还可出现肝功能异常和白细胞减少。

（5）环孢素(CsA)：常用剂量为 3~5mg/(kg·d)。优点是无骨髓抑制作用，但免疫抑制作用也较弱。主要副作用为肾毒性、恶心、皮疹、多毛及血压增高。

（6）吗替麦考酚酯(MMF)：吗替麦考酚酯是一种新型的、选择性的、非竞争性的次黄嘌呤单核苷酸脱氢酶抑制剂，可导致细胞内的鸟苷—磷酸(GMP)和鸟苷三磷酸(GTP)缺乏，抑制 DNA 合成；能高度选择性地阻断 T 淋巴细胞和 B 淋巴细胞的鸟嘌呤核苷酸合成，从而抑制 T 淋巴细胞和 B 淋巴细胞增殖。2004 年的一项研究发现，在激素加 CTX 诱导缓解后应用 MMF 作为维持缓解用药,虽然其耐受性好,但有 43% 的患者复发,较之前的一项研究明显增多(9% 的患者复发)。目前,更大规模的临床试验正在进行,以比较 MMF 与 AZA 在维持缓解期的效果。其初始用量为 1.5g/d,分 3 次口服;3 个月后减为 1.0g/d,维持 6~9 个月。肝肾毒性以及骨髓抑制等副作用较其他免疫抑制剂小。

（7）来氟米特:为噁唑类衍生物,可逆性地抑制乳酸脱氢酶,从而抑制嘧啶核苷酸从头合成途径;抑制细胞黏附和酪氨酸激酶活性,从而影响细胞激活过程中的信号转导。有研究证实,来氟米特作为 WG 缓解期用药有一定疗效,但剂量较大时不良反应较多。用量为 20~40mg/d,副作用为肝损害、腹泻、高血压等。

（8）静脉注射用丙种球蛋白:丙种球蛋白通过 Fc 受体介导的免疫调节作用,通过 Fab 片段干扰抗原反应或参与抗独特型抗体交叉作用而抑制抗体形成,抑制 T 淋巴细胞增殖及降低自然杀伤细胞的活性。其在体内的半衰期为 21~25 天。多与激素和其他免疫抑制剂同时使用,剂量为 300~400mg/(kg·d),连用 5~7 天。一般用于严重病例。此外,静脉免疫球蛋白还具有广谱抗病毒、细菌及其他病原体作用。

3. 生物制剂

（1）TNF-α 拮抗剂:在血管炎中,TNF-α 介导中性粒细胞和单核细胞浸润。目前主要的治疗药物是依那西普和英夫利西单抗。在一项 ACTIVE 试验中进行了英夫利西单抗的研究。在这项研究中,分别对患有急性疾病和慢性疾病的血管炎患者给予英夫利西单抗治疗,血管炎病情缓解率达到 88%。而另一项 WGET 试验观察了 174 例 WG 患者使用依那西普的疗效,发现该药对于巩固疗效无效,而且可引起肿瘤等一些严重的副作用。因而,TNF-α 拮抗剂是否一定有效有待于进一步考证。

（2）抗 CD20 抗体:抗 CD20 抗体是针对 B 淋巴细胞表面抗原 CD20 的单克隆抗体,一般分布在 B 细胞表面,但不分布于浆细胞。在一项小型公开试验中,该药主要作用为使血管炎患者的 B 细胞得到清除和 ANCA 转阴,以及临床症状得到缓解等。但该药作用仍需要进一步的研究证实。目前暂无相关的随机对照试验。

（3）其他:抗 CD25 抗体(抗 Tac 单抗)正在进行多中心 Ⅱ 期临床试验。对部分难治性 ANCA 相关性血管炎已取得良好的治疗效果。

此外,有血浆置换、血液透析、外周血造血干细胞移植(PBSCT)等非药物治疗方法越来越多地被用来治疗血管炎。总之,血管炎的治疗原则是早诊断、早治疗,以防止出现不可逆性的损伤;激素加免疫抑制剂尤其是环磷酰胺常被作为基础治疗;支持治疗与抗感染需并重。

四、干燥综合征

(一)概述

干燥综合征(Sjögren syndrome, SS)是一种主要累及外分泌腺体的慢性炎症性自身免疫病。由于其免疫性炎症反应主要表现在外分泌腺体的上皮细胞,故又名自身免疫性外分泌腺体上皮细胞炎或自身免疫性外分泌病。临床除有涎腺和泪腺受损、功能下降而出现口干、眼干外,尚有其他外分泌腺及腺体外其他器官受累而出现多系统损害的症状。其血清中存在多种自身抗体和高免疫球蛋白。

(二)分类

SS分为原发性和继发性2种,前者指单纯的SS;后者指伴有其他明确诊断的结缔组织病,如类风湿关节炎、系统性红斑狼疮(SLE)、系统性硬化病等,本章主要论述原发性干燥综合征(primary Sjögren syndrome, PSS)。

(三)临床表现

本病起病多隐匿,大多数患者很难说出明确的起病时间。临床表现多样,病情轻重差异较大,主要可分为外分泌腺受累表现和腺外表现。

1. 外分泌腺表现

(1)口干燥症:口干是患者最常见的主诉之一。70%~80%的患者诉有口干,严重者因口腔黏膜、牙齿和舌发黏以致在讲话时需频频饮水,进固体食物时必须伴水或流食送下,有时夜间需起床饮水,自觉口腔烧灼感、可向咽喉部扩散等。

(2)猖獗龋:约有50%的患者出现多个难以控制发展的龋齿,表现为牙齿逐渐变黑,继而小片脱落,最终只留残根。这是由唾液减少后,冲刷防御功能减弱,有利于牙周细菌繁殖、腐蚀物增加导致的结果。

(3)成人腮腺炎:50%的患者表现有间歇性、交替性腮腺肿痛,累及单侧或双侧。对有腮腺持续性肿大、变硬或呈结节状者应警惕有恶性淋巴瘤的可能性。舌干红裂、口腔黏膜溃疡或继发感染多见。

(4)干燥性角结膜炎:虽然眼干是干燥综合征的一个突出表现,但当出现此症状时患者往往不会意识到,而是会主诉眼部有摩擦、激惹等异物感。其他常见的眼干症状还包括眼干涩、痒痛、畏光、"红眼"、烧灼感或眼前幕状遮蔽感、眼疲乏或视力下降、泪少等症状,严重者"欲哭无泪"。由于泪液减少,易并发细菌、真菌或病毒感染,会影响视力。部分患者出现眼睑缘反复化脓性感染、结膜炎、角膜炎、虹膜脉络膜炎、全眼炎等,少数患者可有泪腺肿大。

（5）其他外分泌腺表现

1）皮肤汗腺萎缩,表皮干燥、瘙痒、脱落甚至萎缩。

2）鼻黏膜腺体受累后引起鼻腔干燥、充血、结痂、鼻出血和嗅觉下降。

3）咽鼓管干燥、脱屑可导致浆液性中耳炎、传导性耳聋。

4）咽部腺体分泌下降则可致咽干,声带腺体分泌减少可出现声音嘶哑。

5）外阴和阴道黏膜干燥、瘙痒、刺痛、萎缩,有时伴烧灼感,可出现外阴溃疡,易继发阴道念珠菌病。干燥综合征患者中主诉阴道干燥者并不多,主要见于 40~60 岁的绝经期前后的女性。阴道干燥的主要原因是缺乏雌激素导致腺体分泌减少,或者缺乏性刺激,或者两者兼有,补充雌激素后可有很大的改善。

（6）内脏外分泌腺病变

1）呼吸系统:40%~50% 的干燥综合征患者由于气管黏膜分泌物减少引起刺激性干咳症状,9%~43% 的患者还可见胸痛、呼吸困难等症状,可能与并发气管炎、支气管炎、纤维性肺泡炎、间质性肺炎、肺不张、胸膜炎和胸膜积液等胸膜及肺实质病变有关,但其导致继发性肺部感染的概率并未显著增加。肺功能检查显示约有 75% 的患者表现出肺部受累,主要是限制性换气障碍和气体弥散功能下降。65%~92% 的患者高分辨肺部 CT 可见异常表现,主要表现为磨玻璃影、支气管扩张、肺泡间隔增厚、小结节及肺实质囊肿等肺间质病变。> 30% 的原发性干燥综合征患者出现肺间质病变,严重者出现肺大疱,是干燥综合征患者死亡的主要原因之一。继发于类风湿关节炎的干燥综合征患者以慢性阻塞性肺疾病为主。

2）消化系统:干燥综合征患者的胃肠道症状比较常见。由于唾液减少而引起咽和食管干燥,可使约 75% 的患者出现吞咽困难,少数患者因环状软骨后食管狭窄或食管肌肉功能异常而致吞咽困难更为明显,饮用大量的水也不能改善症状。原发性干燥综合征患者中约一半可出现胃部症状,合并萎缩性胃炎者比较常见。

疾病对肝脏的影响主要为肝大（可增大 25%~28%）、碱性磷酸酶升高（可升高 25%~33%）。病理活检可见原发性胆汁性肝硬化的表现，也可表现为慢性活动性肝炎。原发性胆汁性肝硬化与干燥综合征具有一定的相关性，约 3/4 的原发性胆汁性肝硬化患者有干燥症状。其中，33%~47% 的患者合并有典型的干燥综合征；而干燥综合征患者中，7%~13% 抗微粒体抗体阳性，也提示原发性干燥综合征与原发性胆汁性肝硬化关系密切。但原发性胆汁性肝硬化患者体内很少有抗 SSA 抗体和抗 SSB 抗体，其干燥症状可能是继发性干燥综合征的表现。

干燥综合征患者出现胰腺外分泌功能异常者并不少见。据报道，有 1/2~3/4 的患者胰腺外分泌腺功能试验结果异常。最常见的异常是具免疫活性的胰蛋白酶升高，发生率为 30%~40%。

3）肾脏病变：约 1/3 的干燥综合征患者有肾脏病变，远端肾小管损伤占 90%。临床表现多为尿液浓缩障碍（肾性尿崩症）或酸化障碍［Ⅰ型肾小管性酸中毒（RTA）］，与肾小管间质淋巴细胞浸润和血管炎有关，偶尔可见到以低钾性周期性麻痹为首发症状的干燥综合征患者；近端肾小管受损少见，可表现为 HCO_3^- 重吸收障碍所致的Ⅱ型 RTA，甚至出现范科尼综合征的表现；肾小球受损也很少见，可以表现为一过性蛋白尿。约 20% 的患者可以出现肾小管性蛋白尿，以 β_2 及 α_1 微球蛋白为主，提示近端小管存在功能障碍。

2. 腺外表现

（1）皮肤黏膜病变：主要表现为局部血管炎，与混合型冷球蛋白血症相关。①紫癜样皮疹：最为常见，可见于至少 1/3 的患者；②雷诺现象：在干燥综合征患者中并不少见，13%~66% 的患者受累，常合并非侵蚀性关节炎，很少出现肢端溃疡或相应组织萎缩；③结节红斑、荨麻疹、皮肤溃疡：反复发作，较为少见。

（2）关节肌肉病变：70% 的干燥综合征患者有关节痛，但出现关节肿胀、关节炎者仅 10%，破坏性关节炎极为少见。干燥综合征患者可出现肌痛、肌无力，约 5% 的患者出现肌炎。

（3）神经系统病变：神经系统疾病可能是干燥综合征患者的腺外表现中最常见的表现，可累及周围神经，偶可累及中枢神经系统。周围神经系统病变表现为对称性周围神经病和多发性单神经炎，前者较为多见，常有下肢麻痹、疼痛，肌电图显示周围神经传导速度减慢。干燥综合征患者合并感觉运动多神经病者,行腓神经活检可见血管周围炎性浸润及提示血管炎诊断的改变。脑神经病特别是三叉神经病是原发性干燥综合征合并神经系统病变时最突出的类型。感觉神经性听力丧失,特别是高频受累可见于约 1/2 的干燥综合征患者。

中枢神经系统(CNS)的临床表现多样,累及脑、脊髓和视神经。脑部病变包括局灶性和弥漫性病变,局灶性病变主要表现为局部感觉和运动异常、失语、癫痫发作、构音障碍和视觉减退等,弥漫性病变主要表现为亚急性或急性脑病、无菌性脑膜炎、心理障碍和认知障碍等,但均少见。

(4)淋巴瘤:5%~10% 的患者有淋巴结肿大,至少 50% 在病程中出现大量淋巴细胞浸润。无论患者此前是否患有假性淋巴瘤(淋巴组织团块,但不具有恶性肿瘤的组织学特征),都可能在干燥综合征发病的 5 年内出现淋巴瘤。最初多发生于唾液腺或颈淋巴结,随后可在淋巴结以外的区域如胃肠道、甲状腺、肺、肾、眼眶等处出现。Kassan 的研究提示原发性干燥综合征患者罹患非霍奇金淋巴瘤(NHL)的概率较同年龄人群增高约 40 倍。年轻的干燥综合征患者罹患淋巴瘤的概率可能较老年患者更高。

(5)自身免疫性内分泌病:原发性干燥综合征患者中合并甲状腺异常的患病率波动在 35%~45%,自身免疫性甲状腺炎的患病率为 18%~24%。类风湿关节炎继发干燥综合征的患者中合并自身免疫性甲状腺疾病者更为常见。

(四)治疗

目前尚无根治的方法,主要是采取措施改善症状,控制和延缓由免疫反应引起的组织器官损害的进展以及继发感染。其治疗包括局部治疗(如对口干、眼干以及其他部位的干燥的治疗)、系统治疗(如出现血管炎和 / 或神经系统病变时的治疗)以及其他对症治疗。在进行治疗前需对病变范围、活动程度以及严重程度进行评估。

1. 局部治疗

(1)口干的治疗

1)补充水分:最直接的解决办法之一是大量饮水。必要时可以使用人工唾液,其成分包括羧甲基纤维素、山梨醇和盐分,起到湿润和润滑口腔的作用。患者应尽可能避免使用抗胆碱药和抗组胺药。增加空气湿度有助于减轻患者的口干症状。

2)刺激唾液腺分泌:比较简单的方法是咀嚼无糖口香糖等刺激唾液腺

分泌。目前,国外选用乙酰胆碱能受体激动剂如硝酸毛果芸香碱及西维美林(cevimeline,一种选择性胆碱能受体激动剂)以刺激唾液腺中尚未破坏的腺体分泌,所以其功效有赖于残存腺体的数目。胆碱能受体激动剂的常见副作用包括出汗、头痛、视力障碍、流泪、呼吸窘迫、低血压、休克、心律失常、震颤、胃肠痉挛以及精神错乱。应注意避免应用于胆石症、胆管疾病、肾结石、未控制的哮喘、急性虹膜炎、闭角型青光眼、严重的心血管疾病、腹泻、溃疡病以及有认知和精神障碍的患者。

（2）眼干的治疗

1）人工泪液:是治疗眼干燥症的主要药物,其主要成分为 0.9% 生理盐水和其他电解质,以代替泪液中的水分,以及具有固水作用的羧甲基纤维素或葡聚糖,以增加人工泪液的黏性,可在眼球表面形成一层薄膜,延长人工泪液的保湿时间。推荐在夜间使用黏性较大的人工泪液。

2）泪点封闭:如果患者每天需使用多次人工泪液或泪腺已基本无分泌功能,可考虑行泪点封闭术。对于泪腺仍有分泌能力的患者慎行泪点封闭术,以免引起溢泪而给患者带来新的痛苦。

3）增加空气湿度:使用加湿器增加空气湿度有助于保持眼睛湿润,最好使用蒸馏水。

（3）其他对症治疗

1）皮肤及阴道干燥的治疗:建议患者沐浴后不要完全擦干皮肤,而是轻柔地吸干水分,保留一定的湿度,并使用一些皮肤润滑剂和皮肤保湿剂。硝酸毛果芸香碱 20~30mg/d 可以缓解皮肤干燥的症状。间断使用柔和的糖皮质激素乳膏剂可以控制瘙痒症状。阴道干燥可以使用阴道润滑剂,对于绝经后妇女可以阴道局部使用雌激素,但注意预防阴道继发的真菌(酵母菌)感染。

2）保持口腔卫生:定期进行口腔科检查,选用不含除垢剂的牙膏以减少对口腔的刺激性,使用含氟化物的牙膏以减少牙釉质丢失。

3）鼻窦炎的治疗:可用生理盐水行鼻窦冲洗保湿;鼻腔局部使用糖皮质激素,推荐使用布地奈德(budesonide)。

2. 系统治疗

（1）非系统受累的治疗:关节、肌肉疼痛可选用 NSAID 或羟氯喹对症治疗,由于破坏性关节病变很少见,因此很少应用慢作用药物（DMARD）。推荐采用决策树的形式,羟氯喹可作为治疗原发性干燥综合征的一线治疗方案（推荐强度中等，一致性参数为 92%）。可加用羟氯喹治疗，用量为 5~7mg/（kg·d），国内的常用剂量为 200mg/ 次，一日 2 次口服，使用此剂量时一般很少出现副作用。若羟氯喹的疗效不佳，可考虑单用甲氨蝶呤（推荐一致性参数为 88%），无效时可考虑联用羟氯喹和甲氨蝶呤。若两者联合治疗无效，可短期内（少于 1 个月）使用激素 ≤ 15mg/d（一致性参数为 96%）。长期（超过 1 个月）使用激素 ≥ 15mg/d 可能对 SS 性肌肉骨骼痛的治疗有效，但应尽量加用激素助减剂。若羟氯喹和 / 或甲氨蝶呤或短期激素（短于 1 个月）治疗无效，可考虑用来氟米特；若以上药均无效，可先后考虑使用柳氮磺吡啶和硫唑嘌呤。

（2）系统受累的治疗：应据受损器官及严重程度进行相应治疗。对于病情进展迅速者可合用免疫抑制剂如环磷酰胺、硫唑嘌呤等。当患者出现重要脏器受累时，如肺间质性病变、神经系统病变、血管炎、溶血性贫血、血小板减少、肝脏损害、肾小球肾炎、肌炎等，需使用中、大剂量的糖皮质激素和环磷酰胺等免疫抑制剂治疗。糖皮质激素如泼尼松的用量为 0.5~1mg/（kg·d）、甲氨蝶呤（MTX）7.5~20mg/w、硫唑嘌呤 50~100mg/d、环磷酰胺（CTX）1~3mg/（kg·d）口服或 0.75g/m² （平均为 0.5~1g/m²）静脉冲击治疗，每月 1 次。也可以考虑使用环孢素 A。有严重脏器活动性受累者可予甲泼尼龙冲击治疗，每次 1g 静脉滴注，每 3~4 周 1 次。

（3）合并症的治疗

1）肾小管酸中毒：对于干燥综合征合并肾小管酸中毒及骨骼损害时，除应用糖皮质激素和免疫抑制剂治疗干燥综合征外，同时还须积极纠正由酸中毒带来的生化异常，防止病情进展，减少肾脏和骨骼损害，保证儿童患者的正常生长。多数患者的低血钾纠正后尚可正常生活和工作。

2）肝脏损害：与干燥综合征相关的肝病主要包括原发性胆汁性肝硬化、自身免疫性肝炎和丙型肝炎，应针对各种肝病分别给予相应治疗。

3）恶性肿瘤：干燥综合征患者合并淋巴瘤最常见，包括非霍奇金淋巴瘤、霍奇金淋巴瘤以及黏膜相关淋巴组织（MALT）淋巴瘤。淋巴瘤一旦确诊，应予积极、及时的联合化疗治疗。

4）抗磷脂综合征：对伴有抗磷脂综合征的干燥综合征患者需要长期进行抗凝治疗。

五、系统性硬化病

（一）概述

系统性硬化病（systemic sclerosis）是一种原因不明的，临床上以局限性或弥漫性皮肤增厚和纤维化为特征的结缔组织病。除皮肤受累外，它也可影响内脏（心、肺和消化道等器官）。本病以女性多见，发病率大约为男性的 4 倍，儿童相对少见。

本病的严重程度和发展情况变化较大，从伴有迅速发展且往往为致命性的内脏损害的弥漫性皮肤增厚（弥漫性硬皮病），到仅有少部分皮肤受累（通常只限于手指和面部）等均可见到。后者进展慢，在内脏典型病变充分显露之前可经过数十年之久，被称为局限性硬皮病或 CREST 综合征（指软组织钙化、雷诺现象、食管功能障碍、指端硬化和毛细血管扩张）。此外，还有重叠综合征（如硬皮病合并皮肌炎）和未分化结缔组织病等。

系统性硬化病有多种亚型，它们的临床表现和预后各不相同。一般以皮肤受累范围为主要指标，分为下列几种：

1. 弥漫性硬皮病（diffuse scleroderma）　除面部、肢体远端和近端外，皮肤增厚还累及躯干。

2. 局限性硬皮病（limited scleroderma）　皮肤增厚限于肘（膝）的远端，但可累及面部、颈部。

3. 无皮肤硬化的硬皮病（sine scleroderma）　临床无皮肤增厚的表现，但有特征性的内脏表现和血管、血清学异常。

4. 重叠综合征（overlap syndrome）　上述 3 种情况中任一种与诊断明确的类风湿关节炎、系统性红斑狼疮、多发性肌炎 / 皮肌炎同时出现。

5. 未分化结缔组织病（undifferentiated connective tissue disease）　雷诺现象伴系统性硬化病的临床和 / 或血清学特点，但无系统性硬化病的皮肤增厚和内脏异常。

（二）临床表现

1. 早期症状　系统性硬化病最多见的初期表现是雷诺现象及隐袭性肢端和面部肿胀，并有手指皮肤逐渐增厚。约 70% 的病例的首发症状为雷诺现象，雷诺现象可先于硬皮病的其他症状（手指肿胀、关节炎、内脏受累）1~2 年或与其他症状同时发生。多关节病同样也是突出的早期症状。胃肠道功能紊乱（胃灼热和吞咽困难）或呼吸系统症状等偶尔也是本病的第一个表现。患者起病前可有不规则发热、食欲减退、体重下降等。

2. 皮肤病变　几乎所有病例的皮肤硬化都从手开始，手指、手背发亮、紧绷，手指褶皱消失，汗毛稀疏，继而面部、颈部受累。患者的胸上部和肩部有紧绷的感觉，颈前可出现横向厚条纹，让患者仰头，患者会感到颈部皮肤紧绷，其他疾病很少有这种现象。面部皮肤受累可表现为面具样面容。口周出现放射性沟纹，口唇变薄，鼻端变尖。受累皮肤可有色素沉着或色素脱失。

皮肤病变可局限在手指（趾）和面部，或向心性扩展，累及上臂、肩、前胸、背、腹和腿。有的可在几个月内累及全身皮肤，有的在数年内逐渐进展，有些呈间歇性进展，通常皮肤受累范围和严重程度在 3 年内达高峰。

临床上皮肤病变可分为水肿期、硬化期和萎缩期。水肿期皮肤呈非可凹性肿胀，触之有坚韧的感觉；硬化期皮肤呈蜡样光泽，紧贴于皮下组织，不易捏起；萎缩期浅表真皮变薄、变脆，表皮松弛。

3. 骨和关节病变　多关节痛和肌肉疼痛常为早期症状，也可出现明显的关节炎，约29% 可有侵蚀性关节病。由于皮肤增厚且与关节紧贴，致使关节挛缩和功能受限。由于腱鞘纤维化，当受累关节主动或被动运动时，特别在腕、踝、膝处，可察觉到皮革样摩擦感。长期慢性指（趾）缺血，可发生指端骨溶解。X 线表现为关节间隙狭窄和关节面骨硬化。由于肠道吸收不良及血流灌注减少，常有骨质疏松。

4. 消化系统病变　消化道受累为硬皮病的常见表现，仅次于皮肤受累和雷诺现象。消化道的任何部位均可受累，其中食管受累最为常见（90%），肛门直肠次之（50%~70%），小肠和结肠较少（40% 和 10%~50%）。

（1）口腔：张口受限，舌系带变短，牙周间隙增宽，齿龈退缩，牙齿脱落，牙槽突骨萎缩。

（2）食管：食管下部括约肌功能受损可导致胸骨后灼热感、泛酸。长期可引起糜烂性食管炎、出血、下段食管狭窄等并发症。下 2/3 食管蠕动减弱可引起吞咽困难、吞咽痛。组织病理示食管平滑肌萎缩，黏膜下层和固有层纤维化，黏膜呈不同程度的变薄和糜烂。食管的营养血管呈纤维化改变。1/3 的硬皮病患者食管可发生 Barrett 化生，这些患者发生狭窄和腺癌等并发症的风险增高。食管功能可用食管测压、卧位稀钡钡餐造影、食管镜等方法检查。

（3）小肠：常可引起轻度腹痛、腹泻、体重下降和营养不良。营养不良是由于肠蠕动缓慢,微生物在肠液中过度增长所致,应用四环素等广谱抗生素常能奏效。偶可出现假性肠梗阻,表现为腹痛、腹胀和呕吐。与食管受累相似,纤维化和肌肉萎缩是产生这些症状的主要原因。肠壁黏膜肌层变性,空气进入肠壁黏膜下之后,可发生肠壁囊样积气征。

(4)大肠:钡灌肠可发现 10%~50% 的患者有大肠受累,但临床症状往往较轻。累及后可发生便秘、下腹胀满,偶有腹泻。由于肠壁肌肉萎缩,在横结肠、降结肠可有较大开口的特征性肠炎(憩室)。如肛门括约肌受累,可出现直肠脱垂和大便失禁。

(5)CREST 综合征:患者可发生胆汁性肝硬化。

5. 肺部病变　在硬皮病中肺脏受累普遍存在。病初最常见的症状为运动时气短,活动耐受量减低;后期出现干咳。随病程增长,肺部受累的机会增多,且一旦累及,呈进行性发展,对治疗反应不佳。

肺间质纤维化和肺动脉血管病变常同时存在,但往往是其中的一个病理过程占主导地位。在弥漫性硬皮病伴抗硬皮病 70 抗体阳性的患者中,肺间质纤维化常常较重;在 CREST 综合征中,肺动脉高压常较为明显。肺间质纤维化常以嗜酸性肺泡炎为先导。在肺泡炎期,高分辨 CT 可显示肺部呈磨玻璃样改变,支气管肺泡灌洗可发现灌洗液中的细胞增多。X 线胸片示肺间质纹理增粗,严重时呈网状结节样改变,在基底部最为显著。肺功能检查示限制性通气障碍,肺活量减低,肺顺应性降低,气体弥散量减低。体检可闻及细小爆裂音,特别是在肺底部。闭塞、纤维化及炎性改变是肺部受累的原因。

肺动脉高压常为棘手的问题,它是肺间质与支气管周围长期纤维化或肺间小动脉内膜增生导致的结果。肺动脉高压常缓慢进展,除非到后期严重的不可逆性的病变出现,否则一般临床不易察觉。无创性的超声心动描记术检查可发现早期肺动脉高压。尸解显示,29%~47% 的患者有中小肺动脉内膜增生和中膜黏液瘤样变化。心导管检查发现,33% 的患者有肺动脉高压。

6. 心脏病变　病理检查显示,80% 的患者有片状心肌纤维化。临床表现为气短、胸闷、心悸、水肿。临床检查可有室性奔马律、窦性心动过速、充血性心力衰竭,偶可闻及心包摩擦音。超声心动图显示约半数病例有心包肥厚或积液,但临床心肌炎和心脏压塞不多见。

7. 肾脏病变　硬皮病的肾脏病变以叶间动脉、弓形动脉及小动脉为最著,其中最主要的是小叶间动脉。血管内膜有成纤维细胞增殖、黏液样变、酸性黏多糖沉积及水肿。血管平滑肌细胞发生透明变性。血管外膜及周围间质均有纤维化。肾小球基膜不规则增厚及劈裂。

硬皮病肾脏病变的临床表现不一,部分患者有多年的皮肤及其他内脏受累而无肾损害的临床现象;有些在病程中出现硬皮病肾危象,即突然发生严重的高血压、急进性肾衰竭。如不及时处理,常于数周内死于心力衰竭及尿毒症。虽然硬皮病肾危象初期可无症状,但大部分患者感疲乏加重,出现气促、严重头痛、视物模糊、抽搐、神志不清等症状。实验室检查发现肌酐正常或增高、蛋白尿和 / 或镜下血尿,可有微血管溶血性贫血和血小板减少。硬皮病肾危象的预测因素有下列几点:①系统性硬皮病;②病程短于 4 年;③疾病进展快;④抗 RNA 多聚酶Ⅲ抗体阳性;⑤服用大量激素或小剂量环孢素 A;⑥血清肾素水平突然升高。

硬皮病患者出现肾损害的症状为一恶兆。Cannon 等报道硬皮病伴有肾损害者 10 年内的病死率为 60%,不伴有肾损害者 10 年内的病死率仅为 10%。

(三)治疗方案及原则

本病尚无特效药物。皮肤受累范围和病变程度为诊断和评估预后的重要依据,而重要脏器累及的广泛性和严重程度决定它的预后。早期治疗的目的在于阻止新的皮肤和脏器受累,而晚期治疗的目的在于改善已有的症状。

1. 一般治疗

(1)糖皮质激素:总体说来,糖皮质激素对本症效果不显著,通常对炎性肌病、间质性肺部疾患的炎症期有一定疗效,在早期水肿期对关节痛、肌痛亦有疗效。剂量为泼尼松 30~40mg/d,连用数周,渐减至维持剂量 10~15mg/d。对晚期特别是有氮质血症的患者,糖皮质激素能促进肾血管闭塞性改变,故禁用。免疫抑制剂的疗效不肯定。常用的有环孢素 A、环磷酰胺、硫唑嘌呤、甲氨蝶呤等,有报道对皮肤关节和肾脏病变有一定疗效,与糖皮质激素合并应用常可提高疗效和减少糖皮质激素的用量。体外试验表明,γ 干扰素可减少胶原合成。开放性实验显示,肌内注射 γ 干扰素可降低硬皮病皮肤的硬度。

(2)青霉胺(penicillamine):在原胶原转变成胶原的过程中,需要单胺氧化酶(MAO)参与聚合和交叉连接。青霉胺能与 MAO 中的铜离子络合,从而抑制新胶原成熟,并能激活胶原酶,使已形成的胶原纤维降解。青霉胺从 0.125g/d 开始,空腹服用。一般每 2~4 周增加 0.125g/d,根据病情可酌用至

0.75~1g/d。用药 6~12 个月后皮肤可能会变软,硬皮病肾危象和进行性肺受累的频率可能会减低。应维持用药 1~3 年。服用本药约 47% 的患者会出现药物不良反应,29% 的患者因此而停药。常见不良反应有发热、畏食、恶心、呕吐、口腔溃疡、味觉异常、皮疹、白细胞和血小板减少、蛋白尿和血尿等。

2. 对症治疗

(1)雷诺现象的治疗:劝患者勿吸烟,手足避冷保暖。可用硝苯地平控释片 20mg/ 次,2 次 /d。氨氯地平是一个新的钙通道阻滞剂,作用与硝苯地平相同,但半衰期更长,5~10mg/d,顿服。如症状较重,有坏死倾向,可加用血管扩张药哌唑嗪,开始剂量为 0.5mg/ 次,3~4 次 /d;可酌情逐渐增至 1~2mg/ 次,3~4 次 /d。静脉给予前列腺素 E_1 可缓解雷诺现象,治疗指端溃疡。一种用脂微粒包裹前列腺素的新制剂已上市,据称可获得较好的疗效。双嘧达莫和小剂量阿司匹林均有抑制血小板聚集的作用。手指坏疽部位可外用硝酸甘油贴膜。此外,血管紧张素受体拮抗剂酮色林(ketanserin)40mg/ 次,3 次 /d。或选择性 5- 羟色胺再摄取抑制药氟西汀对雷诺现象也有较好的疗效。

(2)反流性食管炎的治疗:告知患者要少食多餐,餐后取立位或半卧位。可服用抗组胺药(西咪替丁或雷尼替丁等)或质子泵抑制剂(奥美拉唑等)降低胃酸。如有吞咽困难,可用多潘立酮等增加促胃肠动力药。腹部胀满可间断服用广谱抗生素。

(3)血压增高的治疗:硬皮病患者应经常监测血压,发现血压增高应及时处理。早期控制血压增高,可预防硬皮病肾危象的出现。肾小血管受累会影响肾脏的血液灌注,进而导致肾小球旁器释放肾素,通过血管紧张素 Ⅱ 的作用,肾素可引起血管进一步收缩,形成一个恶性循环。在这种情况下,可用血管紧张素转换酶抑制药如卡托普利、依那普利、贝那普利等药物。如发生尿毒症,需进行血液透析和肾移植。

3. 其他　近年来,国外采用口服内皮素受体拮抗剂和转化生长因子 -β_1 (TGF-β_1)治疗硬皮病所致的肺动脉高压已取得一定疗效。经 CD34$^+$ 细胞分选的外周造血干细胞移植治疗国内外均已用于临床。

(四)预后

病变多变,且不能预料,经常只是缓慢发展。多数患者最终出现内脏病变。如果早期发生心、肺或肾损害,则预后不良。CREST 综合征患者可长期局限而不发展,预后良好。但直到最后出现其他内脏病变如血管病变,造成肺动脉高压及特有的胆汁性肝硬化而预后不良。

六、药学监护要点

（一）治疗开始前的药学评估

在免疫抑制治疗开始前，药师应该询问患者以下问题：

1. 是否有肝脏疾病、消化性溃疡、骨质疏松、电解质紊乱、心血管疾病、呼吸系统疾病、肿瘤等疾病。

2. 是否正在使用其他化学药物、中草药或营养补剂。

3. 是否有药物、食物或其他物质过敏史。

4. 是否吸烟、饮酒或营养不良。

（二）治疗中的药学监护

在风湿病患者使用免疫抑制剂的药学监护中应注意以下几点：原发病有无缓解；有无出现免疫抑制剂相关的药物不良反应；有无出现因免疫抑制过度导致的各种类型的感染。

1. 对于风湿病，可按照本章节前述内容中的用药方案进行治疗，疗效评价主要包括发热缓解、尿常规中的红细胞和尿蛋白减少、血浆白蛋白水平增加、水肿消失、血脂水平下降、血压得到良好控制等。

2. 加强患者教育，提高患者的依从性　风湿病的治疗为长期的过程，在诊治过程中应特别注意加强患者教育，指导患者不可随意增减糖皮质激素及免疫抑制剂的剂量，不可随意停药；并应按照医嘱定期复查血常规、血糖、肝肾功能；发生不良反应时应及时就医。长期应用激素和 / 或免疫抑制剂有引发机会性感染（结核、真菌、巨细胞病毒、卡氏肺孢菌等感染）的风险。免疫低下宿主肺炎是导致肾病综合征患者死亡的重要原因，需要定期随访、密切监视免疫功能，高度疑似患者需及时停用免疫抑制剂和适当减少激素的用量等。

对患者进行用药教育的目的在于帮助其正确认识疾病的治疗，并提高用药依从性。内容包括：

（1）免疫抑制剂是治疗风湿病绝对不可缺少的药品，为维持器官功能及减少药物不良反应，请确实遵从医嘱服药并密切注意身体的异样。

（2）每天服药时间固定，未经医师许可切勿擅自停药或更改剂量。

（3）忘记服药时无须惊慌，在想起时应立即服药。若已接近下一次服药的时间，则只需服用下一次剂量，不可同时服用双倍药量。但请记录忘记服药的时间或次数，供医师参考，以利于评估疗效或检验报告结果。如果忘记 2 次剂量以上,一定要与医师联络。

(4)服用免疫抑制剂会引起抵抗力减弱,应避免与有传染病的人接触;保持伤口清洁,注意个人卫生(尤其是口腔、牙齿、皮肤、头发及手);如有类似于感冒、感染的症状如发热、咽痛、发冷、尿频、腹痛、头痛、全身不适、无力等,请立即与医师联络。

(5)药物请放于阴凉、干燥、儿童无法拿到处,不可放于冰箱,绝对不可以让任何人服用免疫抑制剂。

(6)如果看其他科医师(非移植医师),记得告知医师或药师目前正在服用的抗排斥药,以避免药物相互作用。

(7)确定有足够的药量,特别是要外出旅行或远行时。

(8)定期来医院随访及抽血,检查血药浓度,出院后的药物使用剂量、次数、用法应依照医师或药师的指示。

第四节　再生障碍性贫血

一、疾病特点

再生障碍性贫血(aplastic anemia, AA)是一种骨髓造血功能衰竭(BMF)综合征。其年发病率在我国为 0.74/10 万人次,可发生于各年龄组,老年人的发病率较高,男、女的发病率无明显差异。AA 分为先天性及获得性。目前认为,T 淋巴细胞异常活化、功能亢进造成骨髓损伤在原发性获得性 AA 的发病机制中占主要地位。新近研究显示,遗传背景在 AA 的发病及进展中也可能发挥一定作用,如端粒酶基因突变,也有部分病例发现体细胞突变。

二、药物治疗方案和药物选择

AA 一旦确诊,应明确疾病严重程度,尽早治疗。重型 AA 的标准疗法是对年龄 > 35 岁或年龄虽 ≤ 35 岁但无 HLA 相合同胞供者的患者首选 ATG/ALG 和环孢素的免疫抑制治疗(IST);对年龄 ≤ 35 岁且有 HLA 相合同胞供者的重型 AA 患者,如无活动性感染和出血,首选 HLA 相合同胞供者造血干细胞移植。HLA 相合无关供者造血干细胞移植仅用于 ATG/ALG 和 CsA 治疗无效的年轻重型 AA 患者。造血干细胞移植前必须控制出血和感染。输血依赖的非重型 AA 可采用 CsA 联合促进造血(雄激素、造血生长因子)治疗,如治疗 6 个月无效则按重型 AA 治疗。非输血依赖的非重型 AA 可应用 CsA 和 / 或促进造血治疗。

（一）IST

1. ATG/ALG 联合 CsA 的 IST 适用范围　无 HLA 相合同胞供者的重型或极重型 AA 患者；输血依赖的非重型 AA 患者；CsA 治疗 6 个月无效的患者。

2. ATG/ALG　兔源 ATG/ALG（法国、德国产）的剂量为 3~4mg/（kg·d），猪源 ALG（中国产）的剂量为 20~30mg/（kg·d）。ATG/ALG 需连用 5 天，每天静脉输注 12~18 小时。输注之前均应按照相应的药品制剂说明进行皮试和 / 或静脉试验，试验阴性方可接受 ATG/ALG 治疗。每天用 ATG/ALG 时同步应用糖皮质激素防止过敏反应。急性期不良反应包括超敏反应、发热、强直、皮疹、高血压或低血压及体液潴留。用药期间维持 $PLT > 10 \times 10^9/L$，因 ATG/ALG 具有抗血小板活性的作用，血小板悬液的输注需要量可能会增加。血清学反应（关节痛、肌痛、皮疹、轻度蛋白尿和血小板减少）一般出现在 ATG/ALG 治疗后的 1 周左右，因此糖皮质激素应足量用至 15 天，随后减量，一般 2 周后减完（总疗程为 4 周）。出现血清学反应者则静脉应用糖皮质激素冲击治疗。第 1 次 ATG/ALG 治疗无效或复发的患者，第 2 次治疗可选择 HLA 相合无关供者造血干细胞移植或第 2 次 ATG/ALG 治疗。选择第 2 次 IST，与前次治疗应间隔 3~6 个月，第 2 个疗程的 ATG/ALG 宜尽可能采用动物种属来源与前次不同的 ATG/ALG 剂型，以减少发生过敏反应和严重血清病的风险。

3. CsA　CsA 联合 ATG/ALG 用于重型 AA 时，CsA 的口服剂量为 3~5mg/（kg·d），可以与 ATG/ALG 同时应用，或在停用糖皮质激素后，即 ATG/ALG 开始后 4 周始用。CsA 可用于非重型 AA 的治疗。CsA 治疗 AA 的确切有效血药浓度并不明确，有效血药浓度窗较大，一般目标血药浓度（稳态血药浓度谷值）为成人 100~200μg/L、儿童 100~150μg/L。临床可根据药物浓度及疗效调整 CsA 的应用剂量。CsA 的主要不良反应是消化道反应、齿龈增生、色素沉着、肌肉震颤、肝肾功能损害，极少数出现头痛和血压变化，多数患者的症状轻微或经对症处理减轻，必要时减量甚至停药。CsA 减量过快会增加复发的风险，一般建议逐渐缓慢减量，疗效达平台期后持续服药至少 12 个月。服用 CsA 期间应定期监测血压、肝肾功能。

（二）其他免疫抑制剂

1. 大剂量环磷酰胺　由于大剂量环磷酰胺 [45mg/（kg·d）×4 天] 的高致死率和严重毒性，不推荐其用于不进行造血干细胞移植的初诊患者或 ATG/

ALG 联合 CsA 治疗失败的 AA 患者。

2. 吗替麦考酚酯(MMF) 对于该药的研究主要集中于治疗难治性 AA,但多个中心研究表明 MMF 对难治性 AA 无效。

3. 他克莫司 与 CsA 抑制 T 淋巴细胞活化的信号通路相同,但作用更强、肾毒性更小,且无齿龈增生,因此被用来替换 CsA 用于 AA 的治疗,初步效果令人鼓舞,值得临床探索。

4. 西罗莫司 在抑制 T 淋巴细胞免疫方面与 CsA 有协同作用,但最新研究显示,在 ATG/ALG 联合 CsA 的基础上加用西罗莫司不能提高患者的治疗反应率。西罗莫司联合 CsA 治疗难治性、复发性 AA 的临床研究正在进行。

5. 抗 CD52 单抗 已有部分学者应用 CD52 单抗治疗复发性重型再生障碍性贫血(severe aplastic anemia,SAA),但仍缺乏大样本的临床研究来肯定该药物的疗效,故目前仅推荐考虑作为二线方案,应用于治疗复发性 SAA。

三、药学监护要点

在 AA 患者使用免疫抑制剂剂的药学监护中应注意以下几点:原发病有无缓解;有无出现免疫抑制剂相关的药物不良反应;有无出现因免疫抑制过度导致的各种类型的感染。

1. 对于 AA,可按照病情严重程度依据本节第二部分中的用药方案进行治疗,疗效评价主要评估 HGB 水平有无达标,包括:

(1)基本治愈:贫血和出血症状消失,HGB 男性达 120g/L、女性达 110g/L,ANC > 1.5×10^9/L,PLT > 100×10^9/L,随访 1 年以上未复发。

(2)缓解:贫血和出血症状消失,HGB 男性达 120g/L、女性达 100g/L,WBC 达 3.5×10^9/L 左右,PLT 也有一定程度的增加,随访 3 个月病情稳定或继续进步。

(3)明显进步:贫血和出血症状明显好转,不输血,HGB 较治疗前 1 个月内的常见值增长 30g/L 以上,并能维持 3 个月。判定以上 3 项疗效标准者,均应 3 个月内不输血。

(4)无效:经充分治疗后,症状、血常规未达明显改善。

2. 加强患者教育,提高患者的依从性 AA 的治疗为长期的过程,在诊治过程中应特别注意加强患者教育,指导患者不可随意增减免疫抑制剂的剂量,不可随意停药;并应按照医嘱定期复查血常规、血糖、肝肾功能;发生不良反应时应及时就医。长期应用激素和／或免疫抑制剂有引发机会性感染（结核、真菌、巨细胞病毒、卡氏肺孢菌等感染）的风险。免疫低下宿主肺炎是导致服用免疫抑制剂患者死亡的重要原因，需要定期随访、密切监视免疫功能，高度疑似患者需及时停用免疫抑制剂和适当减少激素的用量等。

对患者进行用药教育的目的在于帮助其正确认识疾病的治疗，并提高用药依从性。内容包括：

（1）免疫抑制剂是治疗再生障碍性贫血绝对不可缺少的药品，为维持器官功能及减少药物不良反应，请确实遵从医嘱服药并密切注意身体的异样。

（2）每天服药时间固定，未经医师许可切勿擅自停药或更改剂量。

（3）忘记服药时无须惊慌，在想起时应立即服药。若已接近下一次服药的时间，则只需服用下一次剂量，不可同时服用双倍药量。但请记录忘记服药的时间或次数，供医师参考，以利于评估疗效或检验报告结果。如果忘记 2 次剂量以上，一定要与医师联络。

（4）服用免疫抑制剂会引起抵抗力减弱，应避免与有传染病的人接触；保持伤口清洁，注意个人卫生（尤其是口腔、牙齿、皮肤、头发及手）；如有类似于感冒、感染的症状如发热、咽痛、发冷、尿频、腹痛、头痛、全身不适、无力等，请立即与医师联络。

（5）药物请放于阴凉、干燥、儿童无法拿到处，不可放于冰箱，绝对不可以让任何人服用免疫抑制剂。

（6）如果看其他科医师（非移植医师），记得告知医师或药师目前正在服用的抗排斥药，以避免药物相互作用。

（7）确定有足够的药量，特别是要外出旅行或远行时。

（8）定期来医院随访及抽血，检查血药浓度，出院后的药物使用剂量、次数、用法应依照医师或药师的指示。

（王轶睿　罗　莉　王建华　孟　岩　单慧亭）

第四章 免疫抑制剂的个体化治疗

第一节 免疫抑制剂的基因多态性检测

一、基因多态性概述

临床传统的较普遍的药物治疗方法是按照临床用药经验或指南推荐的临床常用的药物品种或平均剂量给药,其结果是部分患者得到了恰当的治疗,但部分患者却没有得到预期的疗效,或无效,或疗效不佳,有的甚至出现各种不良反应。随着人类对于基因组学和遗传学的深入研究,尤其是后基因组时代的开启,越来越多的具有临床意义的基因被定位,更多的具有临床意义的基因多态性被揭示出来。伴随着人类药物基因组学和药物遗传学的飞速发展,药物使用、疗效及安全性评价实现由基于规律总结的"经验医学"模式、基于循证医学的"标准化医学"模式和"分层医学"模式向基于个体基因多态性的"精准医学"模式的跨越,药物治疗迎来了"个体化"的时代。

精准医学则是根据人体基因的特征和差异,预先确定患者对某种药物治疗潜在的疗效差异,针对患者个体的特点进行准确治疗。对某种药物疗效预期不好的患者,换用其他敏感药物治疗;对于发生不良反应风险较高的患者,警示医师和患者避免使用此类药物。精准医学是对传统标准化治疗的补充和完善,也是 21 世纪国际医学的发展趋势。精准医学的关键在于精准用药,即根据基因检测结果选择更为合适的药物治疗方案,根据基因类型规避用药风险,在使药品疗效最大化的同时,将不良反应风险降到最低。

目前,美国 FDA 已批准在 140 余种药物的药品说明书中增加药物基因组信息,涉及的药物基因组生物标志物有 42 个。我国在 2015 年也颁布了《药物代谢酶和药物作用靶点基因检测技术指南(试行)》以及《肿瘤个体化治疗检测技术指南(试行)》,为个体化用药基因检测提供了一致性的方法。

多态性(polymorphism)是指处于随机婚配的群体中,同一基因位点可存在 2 种以上的基因型。在人群中,个体间基因的核苷酸序列存在差异性称为基因多态性(gene polymorphism)。人类基因多态性既来源于基因组中重复序列拷贝数的不同,也来源于单拷贝序列的变异,以及双等位基因的转换或替换。多态性通常分为三大类:DNA 片段长度多态性、DNA 重复序列多态性、单核苷酸多态性。

二、基因多态性检测的意义与方法

(一)基因多态性检测意义

人类基因多态性在阐明人体对疾病、毒物的易感性与耐受性,疾病临床表现的多样性,以及对药物治疗的反应性上都起重要作用。通过基因多态性的研究,可从基因水平揭示人类不同个体间生物活性物质的功能及效应存在差异的本质。对基因多态性与疾病的易感性的联系研究,可阐明人体对疾病、毒物和应激的易感性,为医学的发展开拓新的领域。

疾病基因多态性与临床表型多样性的联系已受到重视,如肿瘤等多基因病的临床表型往往多样化,阐明基因型(genotype)与表型(phenotype)之间的联系在认识疾病的发生机制、预测疾病的转归等方面也有重要作用。药物代谢基因多态性可以影响药物的代谢过程及清除率,从而影响治疗效果。致病基因的多态性使同一疾病不同个体体内的生物活性物质的功能及效应出现差异,导致治疗反应性上的悬殊。按照基因多态性的特点用药,将会使临床治疗符合个体化的要求。在疾病基因多态性研究的引导下,临床医师将有可能预判不同的个体在同样的致病条件下会出现什么样的病理反应和临床表现,即临床表型,治疗也会更个体化、更具针对性。

(二)基因多态性检测方法

基因多态性的主要检测方法一类是以凝胶电泳为基础的传统经典的检测方法,另一类是高通量、自动化程度较高的检测方法。

1. 限制性片段长度多态性(restriction fragment length polymorphism, RFLP)　由于 DNA 的多态性,使得 DNA 分子的限制酶切位点及数目发生改变,用限制酶切割基因组时,所产生的片段数目和每个片段的长度就不同,即所谓的限制性片段长度多态性,导致限制性片段长度发生改变的酶切位点又称为多态性位点。如果存在单核苷酸多态性(SNP)位点,酶切片段的长度和数量则会出现差异,根据电泳的结果就可以判断是否为 SNP 位点。最早是用 DNA 印迹法(Southern blotting)/RFLP 方法检测,后来采用聚合酶链反应(PCR)

与限制酶酶切相结合的方法。现在多采用 PCR-RFLP 法进行研究基因的限制性片段长度多态性,该方法是通过 PCR 扩增一段 DNA 片段,然后再选择适当的限制性内切酶消化 PCR 产物,经电泳可得到有特异性的电泳谱带,从而达到鉴定不同基因型的目的。

2. 单链构象多态性(SSCP) 单链 DNA 在中性条件下会形成二级结构,不同的二级结构在电泳中会出现不同的迁移率。这种二级结构依赖于碱基的组成,单个碱基的改变也会影响其构象,最终会导致在凝胶上迁移速度的改变。在非变性聚丙烯酰胺凝胶上,短的单链 DNA 和 RNA 分子依其单碱基序列的不同而形成不同的构象,这样在凝胶上的迁移速率不同,出现不同的条带,以检测单核苷酸多态性。由于该方法简单快速,因而被广泛运用于未知基因突变的检测。这种方法的弊端在于不能确定突变类型和具体位置。

3. 变性梯度凝胶电泳(denaturing gradient gel electrophoresis,DGGE) DGGE 是利用长度相同的双链 DNA 片段的解链温度不同的原理,通过梯度变性胶将 DNA 片段分开的电泳技术。电泳开始时,DNA 在胶中的迁移速率仅与分子大小有关,而一旦 DNA 泳动到某一点时,即到达该 DNA 变性浓度位置时,使得 DNA 双链开始分开,从而大大降低迁移速率。当迁移阻力与电场力平衡时,DNA 片段在凝胶中基本停止迁移。由于不同的 DNA 片段的碱基组成有差异,使得其变性条件产生差异,从而在凝胶上形成不同的条带。

DGGE 分析 PCR 产物,如果突变发生在最先解链的 DNA 区域,检出率可达 100%,检测片段可达 1kb,最适范围为 100~500bp。由于本法是利用温度和梯度凝胶迁移率来检测的,需要一套专用的电泳装置,合成的 PCR 引物最好在 5′ 末端加一段 40~50bp 的 GC 夹,以利于检测发生于高熔点区的突变。在 DGGE 的基础上,又发展了用温度梯度代替化学变性剂的温度梯度凝胶电泳(temperature gradient gel electrophoresis,TGGE)。DGGE 和 TGGE 均有商品化的电泳装置,该法一经建立,操作也较简便,适合于大样本的检测筛选。

4. PCR-DNA 测序 直接测序是诊断未知突变基因的最直接的方法。通过对不同个体的同一基因或基因片段进行测序和序列比较,确定所研究的碱基是否变异,其检出率可达 100%,可以得到单核苷酸多态性的类型及其准确位置等基因多态性分型所需要的重要参数。常用方法有 Sanger 双脱氧末端终止法、Maxam-Gilbert 化学裂解法。目前,DNA 顺序全自动激光测定法是最先进的方法。

5. 基因芯片法 基因芯片法又称为 DNA 微阵列(microarray)。它集成大量的密集排列的已知序列探针，通过与被标记的若干靶核酸序列互补匹配，与芯片特定位点上的探针杂交，利用基因芯片杂交图像确定杂交探针的位置，便可根据碱基互补匹配的原理确定靶基因的序列。对多态性和突变检测型基因芯片采用多色荧光探针杂交技术，可以大大提高芯片的准确性、定量及检测范围。基因芯片具有信息量大和自动化程度高的突出优点。但它也存在若干问题，芯片造价高昂，所需的设备贵重，不利于普及应用。

6. PCR-ASO 探针法（PCR-allele specific oligonucleotide，PCR-ASO） PCR-ASO 探针法即等位基因特异性寡核苷酸探针法。在 PCR 扩增 DNA 片段后，直接与相应的寡核苷酸探针杂交，即可明确诊断是否有突变及突变是纯合子还是杂合子。其原理是用 PCR 扩增后，产物进行斑点杂交或狭缝杂交，针对每种突变分别合成一对寡核苷酸片段作为探针，其中一个具有正常序列，另一个则具有突变碱基。突变碱基及对应的正常碱基位于寡核苷酸片段的中央，严格控制杂交及洗脱条件，使只有与探针序列完全互补的等位基因片段才显示杂交信号，而与探针中央碱基不同的等位基因片段不显示杂交信号。如果正常和突变探针都可杂交，说明突变基因是杂合子；如只有突变探针可以杂交，说明突变基因为纯合子；若不能与含有突变序列的寡核苷酸探针杂交，但能与相应的正常的寡核苷酸探针杂交，则表示受检者不存在这种突变基因；若与已知的突变基因的寡核苷酸探针均不能杂交，提示可能为一种新的突变类型。

7. PCR-荧光法 用荧光标记 PCR 引物的 5′ 端，荧光染料 FAM 和 JOE 呈绿色荧光，TAMRA 呈红色荧光，COUM 呈蓝色荧光。不同荧光标记的多种引物同时参加反应，PCR 扩增待检测的 DNA，合成的产物分别带有引物 5′ 端的染料，很容易发现目的基因存在与否。

8. 扩增片段长度多态性（amplified fragment length polymorphism，AFLP）技术 AFLP 技术是一项新的分子标记技术，是基于 PCR 技术扩增基因组 DNA 限制性片段，基因组 DNA 先用限制性内切酶切割，然后将双链接头连接到 DNA 片段的末端，接头序列和相邻的限制性位点序列作为引物结合位点。限制性片段用 2 种酶切割产生，一种是罕见切割酶，另一种是常用切割酶。它结合 RFLP 和 PCR 技术的特点，具有 RFLP 技术的可靠性和 PCR 技术的高效性。由于 AFLP 扩增可使某一品种出现特定的 DNA 谱带，而在另一品种中可能无此谱带产生，因此，这种通过引物诱导及 DNA 扩增后得到的 DNA 多态性可作为一种分子标记。AFLP 可在一次单个反应中检测到大量的片段，所以说 AFLP 技术是一种新的而且有很大功能的 DNA 指纹技术。

三、基因多态性检测与基因导向性的个体化治疗

器官移植是救治器官功能衰竭的最有效的手段,但术后的急、慢性排斥反应是导致移植物功能丧失的重要原因之一。因此,免疫抑制剂的安全合理应用起至关重要的作用。然而,临床常用的免疫抑制剂普遍具有治疗窗窄、药动学与药效学个体差异显著的特点,导致其给药剂量难以把握。随着药物基因组学的发展,对于编码药物代谢酶、药物转运体和药物作用靶点的基因序列的多态性研究越来越受到人们的重视,基因多态性也被认为是导致免疫抑制剂的治疗效应存在个体化差异的主要原因。因此,明确具体的遗传基因多态性特性对于免疫抑制剂的个体化给药方案的制订具有重要意义。

目前,临床上器官移植术后常用的免疫抑制剂主要有5类:钙调磷酸酶抑制药(calcineurin inhibitor,CNI)、霉酚酸类、哺乳动物雷帕霉素靶蛋白抑制剂(mammalian target of rapamycin inhibitor,mTORi)、糖皮质激素类、抗体类。鉴于这些药物的普遍特点,如 CNI 家族中的他克莫司的治疗窗为 5~20μg/L,口服生物利用度为 4%~89%,该类药物的给药剂量难以把握。随着遗传药理学与药物基因组学的发展,科学家们发现 20%~95% 的药物反应和处置的个体差异是由遗传因素引起的。

1. 钙调磷酸酶抑制药(CNI) 他克莫司和环孢素是2个经典的CNI,两者分别作用于环啡啉和他克莫司结合蛋白。这2个药物的代谢途径相同,均经 CYP3A4、CYP3A5 代谢,且为多药耐药基因 *MDR1* 编码的转运蛋白 P 糖蛋白(P-glycoprotein,P-gp)的底物。

(1)他克莫司:目前,他克莫司的基因多态性研究主要集中在 CYP3A5 和 ABCB1 的基因多态性上。CYP3A5 SNP(A6986G)将会决定表达的酶是否有活性,携带基因为 *CYP3A5*3/*3* 的人不表达 CYP3A5,CYP3A5 表达型(*1/*1 或 *1/*3 型)肾移植受体的他克莫司剂量校正稳态血药浓度谷值显著低于非表达型者(*3/*3 型),CYP3A5 表达型患者的他克莫司平均所需剂量比 CYP3A5 非表达型者高 40%~50%。酶活性的降低或失活将使他克莫司的代谢减少,故应降低给药剂量避免不良反应。此外,对于肝移植,供体的 *CYP3A5*3* 基因型与受体的他克莫司浓度密切相关。临床药物基因组学实施联盟(CPIC)基于 CYP3A5 代谢型对他克莫司给药剂量调整的建议见表 4-1。

表 4-1 CPIC 基于 CYP3A5 代谢型对他克莫司给药剂量调整的建议

代谢型	基因型	剂量调整建议
快代谢	*1/*1	起始剂量调整为推荐起始剂量的 1.5~2 倍。总起始剂量不超过 0.3mg/(kg·d)。监测血药浓度调整剂量
中等代谢	*1/*3, *1/*6, *1/*7	起始剂量调整为推荐起始剂量的 1.5~2 倍。总起始剂量不超过 0.3mg/(kg·d)。监测血药浓度调整剂量
慢代谢	*3/*3, *6/*6, *7/*7, *3/*6, *3/*7, *6/*7	初始治疗采用标准推荐剂量。监测血药浓度调整剂量

（2）环孢素：目前，有关环孢素药动学相关基因多态性的研究主要集中在 CYP3A4、CYP3A5、MDR1 以及能影响或调控上述基因表达的因素上，但至今仍未有一致的结论。环孢素是 CYP、P-gp 的底物和竞争性抑制剂，其中 CYP 主要参与环孢素的代谢，P-gp 则在环孢素的吸收和分布中发挥重要作用。

2. 吗替麦考酚酯（MMF） 吗替麦考酚酯口服后在体内转化为霉酚酸（MPA），MPA 进一步被代谢为 7-O-葡糖苷酸（MPAG），然后通过葡糖醛酸转移酶 UGT 代谢为酰基葡糖苷酸（AcMPAG）。目前，已发现与霉酚酸相关的基因有 13 种，包括 HPRT1、IMPDH2、ABCC2、DALRD3 等，其中 HPRT1 和 IMPDH2 基因的相关研究较多、证据较充分。IMPDH2 基因中，相对于 AG 或 GG 型，AA 型肾移植患者出现急性排斥反应的风险降低；相对于 AG 型，AA 型患者出现淋巴细胞减少症的风险增加。所以，应针对相应的基因型调整用药剂量。

3. 雷帕霉素靶分子抑制药——西罗莫司（RPM） 西罗莫司是 CYP 3A 和 P-gp 的共同底物，具有药动学差异大、治疗指数低、不良反应较多的特点。表达 CYP3A5*1/*1、CYP3A5*1/*3 基因型患者的 AUC、C_0、C_{max} 显著低于 CYP3A5*3/*3 型患者。因此，要达到相同的血药浓度，CYP3A5*1/*1 和 *1/*3 基因型表达者比 *3/*3 表达者需要更高的日剂量。

基于 CNI 与 RPM 的药动学相互作用，在肾移植术后的药物联用中发现，西罗莫司的血药浓度在同时接受环孢素治疗的患者中最高，在同时接受他克莫司治疗的患者中较高，而在单独使用西罗莫司的患者中最低，表明联合用药能减少西罗莫司的用量，降低不良反应。这种结果可能是由于环孢素和他克莫司都是 CYP3A 抑制剂，能够影响 CYP3A5 的表达进而影响 CYP3A5 对 RPM 的作用。

4. 糖皮质激素 在器官移植术后的免疫抑制治疗中，糖皮质激素是三联免疫抑制方案（CNI/mTORi+ 霉酚酸类 + 糖皮质激素）中的重要组成部分。泼尼松、泼尼松龙、甲泼尼龙是目前器官移植术后最常用的糖皮质激素，三者都是 CYP3A 和 P-gp 的底物。目前有关糖皮质激素的相关基因多态性研究较少。

5. 抗体类 近年来在器官移植领域中，抗体诱导疗法的应用也越来越广泛，其是指在移植术前和术中或术后即刻给予生物蛋白制剂——抗体进行治疗，目的是降低或调节 T 淋巴细胞在移植物进入体内后对异基因抗原提呈的免疫应答，达到预防急性排斥反应、增强免疫抑制的目的。

利妥昔单抗：目前已经发现与利妥昔单抗相关的基因有 16 种，包括 FCGR3A、MS4A1、TGFB1、IL-2、ABCB1 等。FCGR3A 基因中 AA 型淋巴瘤患者较 AC 或 CC 型接受利妥昔单抗治疗时肿瘤缩小的可能性更小。

6. 烷化剂 硫唑嘌呤（AZA）：硫唑嘌呤在体内主要经巯基嘌呤甲基转移酶（TPMT）代谢。患者在心脏或者肾移植术后接受常规剂量的硫唑嘌呤治疗时，产生的骨髓毒性与编码 TPMT 的基因突变有关，且该副作用呈剂量相关性。TPMT 活性缺失的患者在给予常规剂量的硫唑嘌呤后会出现骨髓抑制，中等 TPMT 活性的患者在高剂量 AZA 治疗时骨髓毒性的发生率增加。具体见表 4-2。

表 4-2 CPIC 基于 TPMT 代谢型对硫唑嘌呤给药剂量调整的建议

代谢型	基因型	剂量调整建议
快代谢	*1/*1	按照药物说明书推荐剂量给药
中等代谢	*1/*2，*1/*3，*1/*4	按照正常剂量的 30%~70% 给药，并根据患者的耐受性滴定；剂量调整 2~4 周后达到稳定状态
慢代谢	*2/*2，*2/*3，*2/*4，*3/*3，*3/*4，*4/*4	选择替换药物或减少 90% 的药物剂量，每周给药 3 次而不是每天给药，并根据骨髓抑制程度调整剂量；剂量调整 4~6 周后达到稳定状态

第二节 免疫抑制剂的血药浓度监测

一、血药浓度监测的意义与方法

(一)血药浓度监测的意义

临床用药的目标是使患者有效、安全、合理地使用药物。为了达到治疗目的,必须选择适合的给药方案,有些药物的疗效就是通过监测疗效和毒性反应的频率及强度来实现的。虽然监测疗效是一种好方法,但是在许多情况下,治疗的终点是无法直接测量的,所以有时不得不依靠观察毒性反应来控制剂量,但是这并不适合所有患者。因此,疗效及毒性的监测最好结合药动学参数来进行。因此,血药浓度的测定可作为药物疗效的重要监测及评价指标,也是治疗药物监测(TDM)的重要内容。

1. 实现给药方案个体化　由于存在明显的药动学个体差异,欲达到相同的血药浓度,不同个体使用相同药物的剂量可相差 8~10 倍。对于血药浓度和药效相一致的药物,可根据药动学研究的原理和计算方法,采用适当的数学模型建立微分方程。一般用房室模型来说明不同药物进入体内的过程。常采用的有一室模型、二室模型、开放性三室模型,另外还有矩量法。通过药动学计算,可使给药个体化以提高药物疗效,减少不必要的毒副作用。

2. 诊断和处理药物过量中毒　对于某些治疗指数小、毒性反应强的药物,尤其在肝肾功能受损、长期应用、合并用药存在相互作用或者中毒症状和剂量不足时的症状类似而临床难以辨明时,血药浓度监测为诊断药物中毒提供有力依据。例如苯巴比妥为肝药酶诱导剂,可诱导苯妥英钠的代谢,抑制其羟化作用,使苯妥英钠的血药浓度升高。两药长期合用,将使苯妥英钠的血药浓度明显升高,进而出现严重的不良反应。

3. 指导个体化药物治疗方案的设计与实施　血药浓度监测可以帮助医师积极主动地从药动学的观点,用药动学参数调整用药方案,减少选药、换药、停药、调整剂量等的盲目性。准确的血药浓度监测是获得准确的药动学参数的前提,而药动学参数是合理用药的理论依据。由于药物疗效与血药浓度密切相关,调整药物剂量尽快达到有效血药浓度可明显提高疗效。

4. 帮助寻找药物无疗效的原因　引起药物代谢改变的因素包括生理变化(新生儿期、青春期、妊娠期、老年期、更年期)、病理改变、依赖性或“先天快代谢型”等。血药浓度监测可帮助评估药物利用的生理改变、病理改变(肾衰竭、肝衰竭、心力衰竭)或慢性代谢蓄积等中毒的潜在原因。特别是特殊人群(肝肾功能不全者、老年人、儿童、孕妇等)要考虑到独特的病理、生理特点。常规的药动学参数不适用于特殊人群。

5. 缩短治疗时间,提高治疗成功率,降低治疗费用　药物相互作用主要有 3 个类型,即酶抑制、酶诱导、血浆蛋白结合部位的取代,但反应十分复杂。如苯巴比妥、卡马西平、利福平等肝药酶强诱导剂可使合用药物的血药浓度降低,而丙戊酸、氯霉素和异烟肼等肝药酶抑制剂使合用药物的血药浓度上升。准确的 TDM 可以提示药物是否在有效的治疗范围内,根据药动学原理制订和选择最适宜的给药方案,可以缩短达到稳态血药浓度的时间,使药物尽快发挥疗效,缩短治疗时间,同时提高疗效,也相应地降低治疗所需的药物费用。如癫痫治疗时仅凭经验给药往往难以在短时间内找到个体化方案,易导致频繁改变剂量或换药。因此及时进行 TDM,根据血药浓度监测结果调整剂量,可以做到有的放矢,降低治疗费用。

6. 提高患者的依从性及辨别伪劣药品 临床观察证实,药物剂量和血药浓度间呈不相关或呈反相关者,最重要的原因是患者不能按时、定量服药。血药浓度是检验患者依从性的最强有力的工具。文献表明,临床上不遵医嘱服药的患者可达 33%,经检测后的依从性高到 80% 以上。TDM 的实施可以准确地鉴定所用药物的种类、成分和数量,为鉴别伪劣药品提供有力依据。

(二)血药浓度监测方法

1. 光谱法

(1)紫外分光光度法:早在 50 年代末,紫外分光光度法已可用于临床监测血药浓度,该法也是我国最早用于临床测定苯巴比妥和苯妥英钠的血药浓度的方法。这种方法需要的样品量大、灵敏度低、干扰因素多、专属性不好、有一定的局限性,故不能普及。但由于它简便、易行、稳定、价廉,在条件差的地区仍有使用价值。

(2)原子吸收法:灵敏度高、准确度和精密度均好、操作简便,主要用于测定含有金属离子的药物,如顺铂、碳酸锂等。

(3)色谱法(单用或与质谱联用):色谱法包括气相色谱(GC)和高效液相色谱法(HPLC),20 世纪 70 年代初应用于 TDM。色谱法的灵敏度高、特异性(选择性)强,可同时测定多种药物及其代谢产物,它不仅适用于常规监测,还适用于新药的研究。其不足之处在于测定周期长,分析前需进行样品预处理,测定分析技术较难掌握。对国内实验室而言,色谱法更符合目前的国情。

1)反相高效液相色谱法(RP-HPLC):被广泛用于 TDM 中,大多数药物(极性、非极性、离子型)均能用 RP-HPLC 分离测定。另外,新近发展的新固定相,有的用于分离对映体,有的可用于生物体液直接进样。与 GC 相比,HPLC能提供更多的便利,分析速度快,应用范围广,它可应用于分离极性、非极性、热稳定性差的化合物,大部分药物可被测定。缺点是样品预处理操作烦琐,缺乏通用检测器。液相色谱 - 质谱法(LC-MS)具有快速、准确、灵敏、不易产生交叉反应等优点,应用于临床 TDM。

2)气相色谱(GC):特点是取样量小、灵敏度高,可同时分析数种药物和代谢产物。但样品预处理复杂,需要提取并制成易挥发的物质,不适合分析不耐高温的药物。GC-MS 具有更高的专一性和灵敏度,是目前应用的热点。

3)薄层色谱法(TLC):TLC 能同时对体内的几种药物进行分离、定量。但不如 HPLC 的精密度高,操作步骤烦琐。

(4)免疫学法:该法是基于抗原-抗体反应的特异性和敏感性的免疫学原理,运用不同的标记物和检测方法检测标本中的微量物质的分析方法。免疫学法的分析周期短、自动化程度高、操作简单,适用于急诊和大量样本的测定,发达国家的实验室大多采用此法。其缺点在于不能同时测定数种药物,测定的品种限于常规测定的品种,不能满足对新药进行研究的要求。对国内而言,仪器和试剂盒依赖进口、价格昂贵,尚难普及。同时免疫学法的选择性不够理想,代谢物有时会干扰药物的测定。依据标记物放射性同位素、酶、荧光或化学发光物质的属性,免疫学法可分为以下几种方法:

1)放射免疫测定(RIA):RIA 是非常灵敏的方法,具有方法简单、结果可靠等优点,但其缺点是费时、价格昂贵、应用范围有限、有放射性污染、标记物的半衰期短、批间差异偏大以及易受代谢产物干扰。目前已被其他方法取代。

2)酶免疫分析(EIA):EIA 的灵敏度与 RIA 接近,具有特异性强、灵敏度高、操作简便、操作快速、酶标记物稳定、有效期长等优点,克服了 RIA 的放射性危害和标记物半衰期短的缺点。缺点是测定的线性范围窄,所需的测定时间长,操作中的人为干扰因素多,酶稳定性也易受温度和 pH 的影响。

3)荧光免疫分析(FIA):荧光免疫分析已广泛应用于微量、超微量物质的分析测定。FIA 又分为荧光偏振免疫分析(FPIA)和时间分辨荧光免疫分析(TRFIA),其中 FPIA 是目前临床常用的方法。荧光偏振免疫分析仪(TDX)及配套试剂盒的使用,使得这项检测技术更加快速、简便、灵敏(最小检出量为0.01mg/ml)、测定周期短,在试剂稳定性、精密度、灵敏度方面优于 EIA,样品预处理简单,整个测定过程耗时较少,能快速、有效地提供数据(0.5~1 小时即可出检测报告)。缺点是易受本底荧光的干扰,所用仪器及试剂的价格高,中小型医院难以推广。

4)化学发光免疫测定(CLIA):CLIA 在可靠性和灵敏度方面完全符合临床检测要求。化学发光标记物有效期长、试剂稳定性好、反应快速、适宜大量临床样品检测。但仪器设备及配套试剂目前均依赖进口,检测费用昂贵,应用受限。

(5)高效毛细管电泳(HPCE):该方法的特点是高效分离、自动化、操作简单、样品量少、精密度及准确度高、分析速度快、所用材料成本低廉、线性范围宽,但步骤复杂、测定时间长。

对于测定方法的选择,一种药物往往可以选择多种方法进行测定。选择方法时,除考虑药物的理化性质外,还应考虑分析方法的特点及临床要求。所选用的测定方法应具有能测定出药物最低有效浓度的灵敏度,而且检测要准确度高、速度快,以适应临床需要。

二、血药浓度监测与个体化治疗

(一)概述

个体化治疗是 TDM 和临床药动学的中心环节。临床给药方案设计是指选定最佳药物后,确定药物的剂型、给药途径、剂量、给药间隔及给药时间、疗程等。设计或调整给药方案,主要依据目标血药浓度范围及药动学参数。

1. 目标血药浓度范围　一般以文献报道的安全有效范围为目标浓度范围。特殊患者可根据临床观察药物的有效性或毒性反应来确定。

2. 药动学参数的确定　一般采用文献报道的群体药动学参数,特殊患者需在临床药师的协助下测定并求算其个体化参数。

3. TDM 结果的应用原则

(1)结果在治疗浓度范围内

1)临床有效——维持原方案。

2)临床无效——适当增量,密切观察病情。

(2)结果高于治疗浓度范围

1)无毒性反应——维持原方案。

2)有毒性反应——减量、观察、监测。

(3)结果低于治疗浓度范围

1)临床有效——维持原方案,注意病情变化。

2)临床无效——根据个体参数增加剂量。

设计或调整给药方案常需要采集多个血样以绘制较为完整的血药浓度 - 时间曲线。这种做法既不经济,也不易得到患者的配合,并且还会涉及烦琐的数学计算,实施起来较为困难。因此,临床上常采用简便易行的给药方案设计方法,其中最常用的就是稳态一点法或重复一点法。

(二)各类药物的血药浓度监测与个体化治疗

1. 糖皮质激素——泼尼松　泼尼松具有抗炎及抗过敏作用,能抑制结缔组织增生,降低毛细血管壁和细胞膜的通透性,减少炎性渗出,并能抑制组胺及其他毒性物质的形成与释放。泼尼松还能促进蛋白质分解转变为糖,减少葡萄糖的利用,因而使血糖及肝糖原都增加,可出现糖尿。同时增加胃液分泌,增进食欲。当严重中毒性感染时,与大量抗菌药配合使用,可有良好的降温、抗毒素、抗炎、抗休克及促进症状缓解的作用。其水钠潴留及排钾作用比氢化可的松小,抗炎及抗过敏作用较强,副作用较少,故比较常用。

糖皮质激素的应用方法:①口服用药。成人的口服剂量一般不超过 1mg/kg 泼尼松(最大剂量不超过 80mg/d)或甲泼尼龙 0.8mg/(kg·d),建议清晨 1 次顿服,以最大限度地减少对 HPA 的抑制作用。逐步减量,减量时也可采取隔日清晨顿服。②静脉用药。严重水肿时,因胃肠道水肿影响糖皮质激素的吸收,可采用静脉用药。病情严重时也可应用甲泼尼龙静脉冲击治疗,剂量为 250~1 000mg/d×3 天,必要时重复 1~2 个疗程。糖皮质激素冲击治疗应严格掌握用药指征和剂量,严密观察并及时防治副作用,一般情况下建议剂量为 250~500mg/d。

激素可分为 4 个剂量范围:①小剂量,即泼尼松 ≤ 7.5mg/d(甲泼尼龙 ≤ 6mg/d);②中剂量,即泼尼松 7.5~30mg/d(甲泼尼龙 6~24mg/d);③大剂量,即泼尼松 30~100mg/d(甲泼尼龙 24~80mg/d);④冲击疗法剂量,即甲泼尼龙 500~1 000mg/d,静脉滴注,连用 3 天。

泼尼松临床广泛应用于肾病综合征、血液病、皮肤病的治疗,目前对泼尼松在体内的分布和代谢特点尚不清楚,因此不能了解药物的有效治疗浓度,也不能监测药物浓度的衰减变化和根据药物浓度观察与判断疗效,所以无法根据药物浓度的变化及时用药或者调整用药方案,难免由于用药剂量过大出现毒副作用或用量不足导致的疗效不佳,为此需要建立快捷方便的检测泼尼松的血药浓度的方法。研究表明,高效液相色谱法(HPLC)测定泼尼松的血药浓度具有快速、准确、特异性好的特点,是肾病综合征疗效监测的有效方法,同时对其他疾病的疗效研究也有潜在的应用价值。

2. CNI

（1）环孢素（CsA）：环孢素具有免疫抑制作用，广泛用于器官移植后抗排斥反应和某些自身免疫病的治疗。由于其有效浓度和中毒浓度接近，且口服CsA的生物利用度和药动学的个体差异大，服用相同剂量的CsA，其血药浓度不同。因此，在治疗中需监测血药浓度，以便临床及时调整给药剂量，以保证用药安全与有效。有效浓度为100~450μg/L，600μg/L为潜在中毒浓度。

1）测定方法：目前测定CsA的血药浓度的方法主要有高效液相色谱法（HPLC）、微粒酶免疫分析法（MEIA）和荧光偏振免疫分析（FPIA）、放射免疫测定（RIA）、受体结合法等。HPLC的准确度高、灵敏度高且特异性好，是公认的标准对照法，但其对仪器、试剂和操作人员都有很高的要求，一般医院无法达到上述要求，故该法更适合在科研工作中使用；MEIA所用的仪器大多为进口设备及专用试剂盒，成本较高；RIA存在放射衰减、环境污染等缺点，且测定结果很大程度上取决于试剂盒的质量，实际测定结果也不稳定；而FPIA具有自动化更高、取样量更小、不需萃取、操作简便、快速、灵敏度高的特点，特别适用于治疗药物监测，由于全部采用统一标准、统一试剂，不同实验室间的测定结果更具可比性。

2）用法用量：移植前4~12小时给药。成人的初始剂量为12~15mg/（kg·d），维持剂量为5~10mg/（kg·d）。

3）环孢素的血药浓度监测结果指导个体化药物治疗

①针对系统性红斑狼疮患者：治疗标准为系统性红斑狼疮患者环孢素群体安全有效维持稳态血药浓度谷值范围为80~120ng/ml。

②针对狼疮肾炎患者：治疗标准为狼疮肾炎患者环孢素群体安全有效维持稳态血药浓度谷值范围为100~200ng/ml。

③针对结缔组织病患者：治疗标准为结缔组织病患者环孢素群体安全有效维持稳态血药浓度谷值范围为80~120ng/ml。

④针对肾移植术后患者：治疗标准为肾移植术后患者环孢素群体安全有效维持稳态血药浓度谷值范围为80~150ng/ml；肾移植术后患者环孢素群体安全有效维持稳态血药浓度峰值范围为400~600ng/ml。

⑤针对肾病综合征患者：治疗标准为肾病综合征患者环孢素群体安全有效维持稳态血药浓度谷值范围为50~100ng/ml；肾病综合征患者环孢素群体安全有效维持稳态血药浓度峰值范围为200~400ng/ml。

⑥针对器官移植术后患者：治疗标准为移植术后患者环孢素群体安全有

效稳态血药浓度谷值范围为 150~200ng/ml。

⑦针对白血病患者：治疗标准为白血病患者环孢素群体安全有效维持稳态血药浓度谷值范围为 100~200ng/ml。

⑧针对急性白血病儿童患者：治疗标准为急性白血病儿童患者环孢素群体安全有效维持稳态血药浓度谷值范围为 100~150ng/ml。

⑨针对再生障碍性贫血（简称再障）成人患者：治疗标准为再障患者环孢素群体安全有效维持稳态血药浓度谷值范围为 150~250ng/ml。

⑩针对再生障碍性贫血儿童患者：治疗标准为再障儿童患者环孢素群体安全有效维持稳态血药浓度谷值范围为 100~150ng/ml。

⑪针对肝移植术后患者：治疗标准为肝移植术后患者环孢素群体安全有效维持稳态血药浓度谷值范围为 80~120ng/ml。

4）环孢素的血药浓度监测结果指导个体化药物给药方案

①监测结果：环孢素的稳态血药浓度谷值正常。

给药方案：结合患者的个体临床情况可继续按现用剂量服用环孢素，同时定期监测环孢素的稳态血药浓度谷值，严格按注意事项服用和监测环孢素的血药浓度。

②监测结果：环孢素的稳态血药浓度谷值偏低。

给药方案：结合患者的个体临床情况，若临床治疗有效，可维持原方案，同时注意病情变化；若临床治疗无效，则需根据个体参数，适当增加剂量。

③监测结果：环孢素的稳态血药浓度谷值偏高。

给药方案：若患者无毒性反应，可维持原方案；若患者有毒性反应或可能存在不良反应，应减低环孢素的用量，观察患者的个体临床情况，同时监测患者的环孢素浓度。

5）治疗建议：①结合患者的个体临床情况调整环孢素的剂量；②规律服用 2~5 天后监测环孢素的稳态血药浓度谷值；③严格按注意事项服用和监测环孢素的浓度。

6）注意事项：①严格按每 12 小时 1 次服药；②监测环孢素的稳态血药浓度谷值，应在服药时间点前后的 20 分钟内不服用环孢素抽血，抽完血后服药；③若环孢素的浓度不在群体安全有效浓度范围内，需要调整剂量时，严格按每 12 小时 1 次，最少服用环孢素 2~5 天后抽血监测；④监测环孢素的稳态血药浓度峰值，应在服用环孢素 2 小时时抽血监测；⑤注意合并疾病或合并药物对环孢素的血药浓度的影响；⑥注意合并药物对环孢素的有效浓度的影响，在增加或停用合并药物时应在 10 天内监测环孢素的浓度；⑦在治疗途中如果改变环孢素的剂量，应严格按每 12 小时 1 次服用环孢素，最少 2~5 天后抽血监测。

（2）他克莫司：他克莫司在成人肝移植中应用时，起始剂量为 0.075~0.15mg/（kg·d），分 2 次服用（早晨和晚上）；建议空腹，或者至少在餐前 1 小时或餐后 2~3 小时服用。无法口服或胃肠外给药时考虑静脉用药，总量为 0.01~0.05mg/（kg·d），24 小时持续静脉滴注，根据血药浓度调整剂量。但应尽早（一般 2~3 天内）转为口服给药，从静脉转口服时，首次口服剂量应在停止静脉用药后的 8~12 小时给予。

不论口服还是静脉给药，首次剂量宜在肝移植后的 48 小时内给予，肾功能不全者可根据情况推迟给药。每天 2 次口服给药的间隔为 12 小时。在维持治疗期间，在对排斥反应和受者的耐受性进行综合评估的基础上调整剂量。

一般情况下，他克莫司用于肝移植受者的起始剂量低于肾移植，目前国内推荐的起始剂量为 0.10mg/（kg·d）。

他克莫司在狼疮肾炎中的应用：诱导缓解阶段，起始剂量为 2~3mg/d[体重 ≥ 60kg 者 3mg/d，体重 < 60kg 者 2mg/d 或 0.05mg/（kg·d）]，可逐渐增大剂量至 0.1mg/（kg·d），建议维持稳态血药浓度谷值为 6~10ng/ml；维持治疗阶段，维持剂量为 2~3mg/d，稳态血药浓度谷值为 3~6ng/ml。

他克莫司在成人肾移植中的应用：①口服，每天总量为 0.05~0.25mg/kg，分 2 次服用（早晨和晚上），最好用水送服；建议空腹服用，或者至少在餐前 1 小时或餐后 2~3 小时服用。如果必要，可将胶囊内容物悬浮于水，经鼻饲管给药。②若受者不能口服，则需静脉给药，每天总量为 0.05~0.10mg/kg，24 小时持续静脉滴注，根据血药浓度调整剂量。首次剂量于肾移植后的 24 小时内给予应持续使用以维持移植物的存活，但剂量常可减少，主要依据临床上对排斥反应的评估和受者的耐受性来调整。

1）他克莫司的血药浓度监测结果指导个体化药物治疗

①针对系统性红斑狼疮患者：治疗标准为系统性红斑狼疮患者他克莫司群体安全有效维持稳态血药浓度谷值范围为 2~8ng/ml。

②针对狼疮肾炎患者：治疗标准为狼疮肾炎患者他克莫司群体安全有效维持稳态血药浓度谷值范围为 2~6ng/ml。

③针对肾移植术后患者：治疗标准为肾移植术后患者他克莫司群体安全

有效维持稳态血药浓度谷值范围为 2~8ng/ml。

④针对肾病综合征患者：治疗标准为肾病综合征患者他克莫司群体安全有效维持稳态血药浓度谷值范围为 2~8ng/ml。

⑤针对肝移植术后患者：治疗标准为肝移植术后患者他克莫司群体安全有效维持稳态血药浓度谷值范围为 2~7ng/ml。

⑥针对肺移植术后患者：治疗标准为肺移植术后患者他克莫司群体安全有效维持稳态血药浓度谷值范围为 5~8ng/ml。

⑦针对心脏移植术后患者：治疗标准为心脏移植术后患者他克莫司群体安全有效维持稳态血药浓度谷值范围为 5~10ng/ml。

2）他克莫司的血药浓度监测结果指导个体化药物给药方案

①监测结果：他克莫司的稳态血药浓度谷值正常。

给药方案：结合患者的个体临床情况可继续按现用剂量服用他克莫司，同时定期监测他克莫司的稳态血药浓度谷值，严格按注意事项服用和监测他克莫司的血药浓度。

②监测结果：他克莫司的稳态血药浓度谷值偏低。

给药方案：结合患者的个体临床情况，若临床治疗有效，可维持原方案，同时注意病情变化；若临床治疗无效，则需根据个体参数，适当增加剂量。

③监测结果：他克莫司的稳态血药浓度谷值偏高。

给药方案：若患者无毒性反应，可维持原方案；若患者有毒性反应或可能存在不良反应，应减低他克莫司的用量，观察患者的个体临床情况，同时监测患者的他克莫司浓度。

3）治疗建议：①结合患者的个体临床情况调整剂量，并规律服药 2~5 天后监测他克莫司的稳态血药浓度谷值；②严格按注意事项服药和监测他克莫司的稳态血药浓度谷值；③若服用或停用影响他克莫司的血药浓度的药物，应重视定期监测他克莫司的血药浓度，并及时调整他克莫司的剂量；④严格按每 12 小时 1 次服用他克莫司；⑤监测他克莫司的稳态血药浓度谷值，应在服用他克莫司时间点前后的 20 分钟内不服用他克莫司抽血，抽完血后服用他克莫司；⑥若他克莫司的浓度不在群体安全有效浓度范围内，需要调整他克莫司的剂量时，严格按每 12 小时 1 次最少服用他克莫司 2~5 天达到稳态血药浓度后抽血监测。

3. mTOR 抑制剂　西罗莫司：西罗莫司片口服，1 次 /d，在移植后应尽可能早地开始服用。对新的移植受者，首次应服用负荷剂量，即其维持剂量的 3

倍剂量。对肾移植患者的建议负荷剂量为6mg，维持剂量为2mg/d。新的西罗莫司剂量＝当前剂量×（目标血药浓度／当前血药浓度）。当需要大幅提高西罗莫司的稳态血药浓度谷值时，可考虑在新的维持剂量基础上给予1剂负荷剂量，即西罗莫司的负荷剂量=3×（新的维持剂量－当前维持剂量）。西罗莫司的最大给予剂量不可超过40mg/d。如果估计西罗莫司一天的服用剂量由于额外的1剂负荷剂量而超过40mg，可将负荷剂量在2天以上给予。服用负荷剂量后，西罗莫司的稳态血药浓度谷值至少应在3~4天后进行监测。

1）西罗莫司的血药浓度监测结果指导个体化药物治疗

①针对肾移植术后患者：治疗标准为肾移植术后患者西罗莫司群体安全有效维持稳态血药浓度谷值范围为4~8ng/ml。

②针对肝移植术后患者：治疗标准为肝移植术后患者西罗莫司群体安全有效维持稳态血药浓度谷值范围为5~8ng/ml。

③针对结节性硬化患者：治疗标准为结节性硬化患者西罗莫司群体安全有效维持稳态血药浓度谷值范围为4~8ng/ml。

2）西罗莫司的血药浓度监测结果指导个体化药物给药方案

①监测结果：西罗莫司的稳态血药浓度谷值正常。

给药方案：结合患者的个体临床情况可继续按现用剂量服用西罗莫司，同时定期监测西罗莫司的稳态血药浓度谷值，严格按注意事项服用和监测西罗莫司的血药浓度。

②监测结果：西罗莫司的稳态血药浓度谷值偏低。

给药方案：结合患者的个体临床情况，若临床治疗有效，可维持原方案，同时注意病情变化；若临床治疗无效，则需根据个体参数，适当增加剂量。

③监测结果：西罗莫司的稳态血药浓度谷值偏高。

给药方案：若患者无毒性反应，可维持原方案；若患者有毒性反应或可能存在不良反应，应减低西罗莫司的用量，观察患者的个体临床情况，同时监测患者西罗莫司的浓度。

3）治疗建议：①结合患者的个体临床情况调整剂量，若患者的西罗莫司稳态血药浓度谷值偏低，建议患者规律服药5天后监测西罗莫司的稳态血药浓度谷值；②严格按每24小时1次服用西罗莫司；③监测西罗莫司的稳态血药浓度谷值，应在服用西罗莫司时间点前后的20分钟内不服用西罗莫司抽血，抽完血后服用西罗莫司；④若西罗莫司的浓度不在群体安全有效浓度范围内，需要调整西罗莫司的剂量时，严格按每24小时1次最少服用西罗莫司

2~5 天达到稳态血药浓度后抽血监测。

4. 抗增殖和抗代谢药物

（1）甲氨蝶呤（MTX）：目前，甲氨蝶呤还没有一个公认的最佳治疗浓度范围。一般认为甲氨蝶呤的血浆浓度＞ 10μmol/L，持续超过 48 小时，产生的不良反应常不可逆。因此，主张甲氨蝶呤的血浆浓度应该维持在安全范围内，即 24 小时 MTX 浓度＜ 40μmol/L、48 小时 MTX 浓度＜ 0.5μmol/L、72 小时 MTX 浓度＜ 50μmol/L。

也有人认为，不产生毒性反应的最佳甲氨蝶呤血药浓度为 24 小时 MTX 为 10μmol/L。另有报道，治疗急性淋巴细胞白血病的甲氨蝶呤最小有效浓度为 1μmol/L，治疗脑膜白血病患者的脑脊液中的甲氨蝶呤浓度为 0.1μmol/L。

甲氨蝶呤的细胞毒作用与靶细胞接触的药物浓度和接触的持续时间密切相关，以血药浓度超过阈值的时间长度为主。

（2）吗替麦考酚酯：吗替麦考酚酯的用法用量为 1.5~2.0g/d，分 2 次服用。

监测结果分为吗替麦考酚酯的药 - 时曲线下面积（AUC）和霉酚酸的稳态血药浓度谷值。

针对肾移植术后患者：

1）吗替麦考酚酯的药 - 时曲线下面积

①治疗标准：肾移植术后患者（他克莫司 + 吗替麦考酚酯 + 泼尼松方案）吗替麦考酚酯群体安全有效维持 AUC 为 20~60μg·h/ml。

②治疗建议：结合患者的个体临床情况适当调整剂量使用；定期监测吗替麦考酚酯在体内的代谢产物霉酚酸的稳态血药浓度谷值或 AUC。

③注意事项：严格按每 12 小时 1 次服用吗替麦考酚酯；监测霉酚酸的稳态血药浓度谷值，应在服用吗替麦考酚酯时间点前后的 10 分钟内不服用药物抽血，抽完血后服用吗替麦考酚酯；若需监测霉酚酸的 AUC，应分别在服药时间点、服用吗替麦考酚酯 20 分钟时和服用吗替麦考酚酯 2 小时时抽血。

2）霉酚酸的稳态血药浓度谷值

①治疗标准：肾移植术后患者（他克莫司 + 吗替麦考酚酯 + 泼尼松方案）MPA 群体安全有效维持稳态血药浓度谷值为 1~2.5μg/ml。

②治疗建议：结合患者的个体临床情况调整吗替麦考酚酯的剂量，规律服药 2~5 天后监测 AUC；或适当降低他克莫司的剂量。

③注意事项：严格按每 12 小时 1 次服用吗替麦考酚酯；监测霉酚酸的

稳态血药浓度谷值，应在服用吗替麦考酚酯时间点前后的 20 分钟内不服用药物抽血，抽完血后服用吗替麦考酚酯；若需监测霉酚酸的 AUC，应分别在服药时间点、服用吗替麦考酚酯 20 分钟和服用吗替麦考酚酯 2 小时时抽血。

（袁　圆　陈渤松）

参 考 文 献

[1] 夏穗生，于立新，夏求明. 器官移植学. 2 版. 上海：上海科学技术出版社，2009.

[2] 王意如. 免疫抑制剂研究新进展. 中国新药杂志，2002，11（7）：512-515.

[3] 刘莹，王玉斌，张琪，等. 新型小分子免疫抑制剂研究进展. 中国新药杂志，2011，20（20）：1981-1988.

[4] 顾觉奋，王玮. 微生物来源的免疫抑制剂国内外生产研发状况及市场分析. 中国新药杂志，2011，20（2）：129-136.

[5] 郭新刚，张石革. 免疫抑制剂的进展与临床和市场评价. 中国医院用药评价与分析，2008，8（3）：180-183.

[6] 李璐璐，张耕. 复发性肾病综合征合并他克莫司肾损害患者药学监护. 中国药事，2018，31（1）：82-86.

[7] 曾缘缘，李丹滢，方芸. 肾移植患者免疫抑制药治疗的药学监护. 医药导报，2014，33（8）：1091-1093.

[8] 袁芳，吴秀芝. 他克莫司的不良反应与临床药学监护要点. 解放军预防医学杂志，2016，34（6）：938-940.

[9] 黄欣，王尊松，厉国，等. 肾病综合征患者的药学监护. 中国药物应用与监测，2011，8（2）：94-96.

[10] 冯少青，周金生，郑月琼. 肾移植术后药学监护与实践. 中国医药指南，2010，8（15）：147-149.

[11] 梁蓉梅，曾仁杰，王诗华，等. 肾移植术后的药学监护. 中国药房，2014，25（11）：684-686.

[12] 张弋，穆殿平，沈中阳. 肝移植术后的药学监护. 中国药师，2003，6（2）：84-85.

[13] 范皎，胡梦，陈香岭，等. 免疫抑制剂的药物基因组学研究进展. 中华肾病研究电子杂志，2018，7（6）：280-284.

[14] 刘周. 狼疮性肾炎免疫抑制剂治疗新进展. 临床合理用药，2018，11（3C）：180-181.

[15] 陈攀，傅茜，李晶洁，等，CYP3A5 基因型对中国肾移植术后患者体内他克莫司缓释剂

型药动学参数的影响. 中国药理学通报, 2016, 32(11): 1592-1595.

[16] 吴俊珠, 金拓. 环孢菌素 A 安全应用及药动学研究新进展. 中国药房, 2007, 18(8): 634-637.

[17] de GROOT K, ADU D, SAVAGE CO. The value of pulse cyclophosphamide in ANCA-associated vasculitis: Meta-analysis and critical review. Nephrol. Dial. Transplant, 2001, 16: 2018-2027.

[18] 曾小峰. 重视韦格纳肉芽肿病的诊断与治疗. 中华风湿病学杂志, 2003, 7(10): 587-590.

[19] GIRARD T, MAHR A, NOEL LH, et al. Are antineutrophil cytoplasmic antibodies a marker predictive of relapse in Wegener's granulomatosis? A prospective study. Rheumatology, 2001, 40: 147-151.

[20] LUQMANI R, JAYNE D. European Vasculitis Study Group. A multicenter, randomized trial of cyclophosphamide versus azathioprine duirng remission in ANCA-associated systemic vasculitis(CY-CAZAREM). Arthritis Rheum, 1999, 42: 928.

[21] NORONHA IL, KRUGER C, ANDRASSY K, et al, In situ production of TNF-alpha, IL-1 beta and IL-2R in ANCA-positive glomerulonephritis. Kidney Int, 1993, 43: 682-692.

[22] BOOTH A, HARPER L, HAMMAD T, et al. Prospective study of TNFalpha blockade with infliximab in anti-neutrophil cytoplasmic antibody- associated systemic vasculitis. J. Am. Soc. Nephrol, 2004, 15: 717, 721.

[23] SPECKS U, FERVENZA FC, MCDONALD TJ, et al. Response of Wegener's granulomatosis to anti-CD20 chimeric monoclonal antibody therapy. Arthritis Rheum, 2001, 44: 2836-2840.